ABORDAJE DEL ESTRÉS DE COMBATE

ESTRÉS DE COMBATE EN EL PERSONAL DESPLAZADO EN MISIONES DE MANTENIMIENTO DE PAZ Y/O DE AYUDA HUMANITARIA

De San Sebastián, Mayo de 2003 a Madrid, Julio de 2014

Respetado lector,

mientras me encontré encuadrado en la Fuerza Internacional de Asistencia a la Seguridad de Afganistán (ISAF), constituyendo el botiquín del Afganistán National Support Element II (ANSE II), pude constatar que las misiones de ayuda humanitaria implican, forzosamente y por su propia definición, un trato muy cercano con la población local, que acude a nosotros como servicios médicos en busca de asistencia no sólo de heridas de guerra, sino con frecuencia de enfermedades crónicas y/o degenerativas, malformaciones congénitas, etc., cuando no se trata de mujeres y/o niños. La ayuda humanitaria siempre es motivo de enriquecimiento personal, además del bien que implica a personas que carecen muchas veces de lo más básico… El problema radica cuando esa población local se presentan *"cargados de derechos"*, cuando no exigiendo ser atendidos y medicados.

Durante la misión en Afganistán el personal del botiquín en el que iba encuadrado pudimos asimismo comprobar que esta *"amigable"* población posee con frecuencia armas propias y que puede hacer uso de ellas en cualquier momento; por ejemplo cuando crean que se atiende a sus mujeres con ánimo de verlas desnudas, o que se le da prioridad en la asistencia a las niñas sobre los niños... Esta situación obliga a que los servicios sanitarios en contacto con los civiles deban estar permanentemente protegidos por efectivos armados, ya que el peligro puede aparecer en cada paciente atendido, en cada mujer, niño o recién nacido.

Esta situación de tensión constante que sufrimos en Afganistán es la que, con toda seguridad, se encontraron nuestras tropas en Irak, ya que la población iraquí mostraba similitudes culturales y socio–políticas muy marcadas con la afgana.

Un ambiente en el que, por desgracia, se van a encontrar en futuras misiones en el extranjero.

En estas situaciones nuestros soldados, incluidos los servicios sanitarios, están sometidos a una serie de alteraciones psicológicas que pueden generarles un estado de *"estrés de combate"* (encuadrado dentro de los Trastornos por Estrés postraumático [**TEPT**] por el DSM–IV y el CIE–10).

El objeto de este texto, al que he titulado **"ABORDAJE DEL ESTRÉS DE COMBATE: ESTRÉS DE COMBATE EN EL PERSONAL DESPLAZADO EN MISIONES DE MANTENIMIENTO DE PAZ Y/O DE AYUDA HUMANITARIA"**, era contribuir a la Formación Médica Continuada (FMC) en los denominados *"primeros auxilios psicológicos"*, para que el personal integrante del botiquín desplazado al T.O./Z.O. estuviera perfectamente preparado para realizar la atención integral de las vivencias de gran estrés personal de los militares desplazados, supiera reconocer las características de las reacciones y de los cuadros clínicos más frecuentes ante estas situaciones, y conociera las líneas de atención inicial a seguir para ayudar eficazmente a aquellos que presenten síntomas de reacciones transitorias o de cuadros psicopatológicos.

En definitiva, traté de abordar una intervención efectiva sobre el estrés de combate, ofreciendo una visión global del concepto, desde una doble perspectiva, tanto teórica como práctica.

Han pasado 10 años desde entonces y aún no logro recordar bien las fechas de las cosas que allí me sucedieron. No logro recordar cuando fue exactamente el día en el que quedé abandonado con mi ambulancia, junto al conductor y la enfermera, rodeado de un campo de minas y de afganos deseosos de *"cobrarse nuestras cabezas"* (en el senido literal, puesto que teníamos precio puesto), cuando entró aquel hombre-bomba en el cuartel, cuando detectamos una mina dentro del acuartelamiento en el camino que habíamos usado ceintos de veces anteriormente, cuando nos rodearon en mitad del desierto y de noche los afganos a caballo mientras permanecíamos dentro de la ambulancia (sin blindaje) pensando en si nos dispararían o no), o cuando mis superiores deseosos de medallas y méritos pusieron en entredicho mi labor asistencial, cuando mis superiores me impidieron presentarme a una oposición en España por no dejarme volar para no tener que buscarme un sustituto durante los exámenes, mientras a los soldados si se les permitía hacerlo a las oposiciones de la guardia civil… por poner varios ejemplos.

Mucho tiempo en el que aún no me he recuperado de aquellas alteraciones psicológicas que me generaron un estado de *"estrés de combate"* que me generó un insomnio que aún arrastro.

Sin embargo, hoy he sido capaz de releer estas páginas, y he decidido, al fin, publicarlas.

No es el mejor libro de psicología del mundo, pero si es sincero, y surgió de unas vivencias que no le deseo a nadie.

Espero que sea considerado de interés por quien lo lea.

Eugenio Martínez Hurtado

INDICE

INTRODUCCIÓN

Los cambios estratégicos experimentados durante los últimos años han motivado que surjan nuevas misiones añadidas a las tradicionales de las Fuerzas Armadas (*FAS*) de autodefensa del territorio nacional (*T.N.*), indudablemente más exigentes con el factor humano. Además, los avances tecnológicos han derivado en nuevas formas de resolver las situaciones de crisis. Todo ello ha llevado a buscar soluciones, compaginando el aumento de la importancia del recurso de personal, en el sentido de disponer del número de hombres y mujeres necesario y, sobre todo, el aumento de su calidad y preparación, para que cuenten con la especialización suficiente para manejar unos medios cada día más complejos técnicamente.

Lograr la total profesionalización de las FAS llevó a suspender la prestación del servicio militar obligatorio, que sólo obligaba a los hombres, y a abrir a la mujer las puertas de acceso a los Ejércitos, aplicando con todas sus consecuencias el principio de igualdad, introduciendo un nuevo sistema en el que todo el personal militar estará vinculado a las FAS por una **relación de servicios profesionales**. Todo ello en pos de conseguir que éstas sean más operativas, más flexibles, más reducidas y mejor dotadas [1].

En este "*nuevo*" Ejército el hombre/mujer, como **trabajador** del Ministerio de Defensa, se convierte en el elemento esencial, tanto en el T.N. como en situaciones de combate o en misiones en el extranjero. En estas misiones los combatientes están sometidos a mayores presiones que nunca y a un desgaste emocional desconocido en el pasado. Al hablar del combatiente no debe pensarse sólo en el soldado; sus mandos, los líderes y sus seguidores, todos se ven afectados. Sin olvidar que al tratarse de una organización cerrada cada nivel ejerce a su vez el mando de otro inferior, es decir, todos son mandos y ejecutores, y en última instancia, cada uno es también líder de sí mismo. Las decisiones son, por tanto, más difíciles [2].

La transición de la vida civil a la vida militar es *aguda*, ya que el soldado pierde la libertad de elección y movilidad, sometiéndose coercitivamente a las autoridades militares. Para adaptarse al ambiente militar y a sus condiciones *displacenteras* acompañantes, el soldado debe encontrar en su interior, y por su propia cuenta, los mecanismos de ajuste que le permitan enfrentar dicha situación. En otras palabras, le surgirán **conflictos emocionales**.

Las Misiones Internacionales, ya sean Misiones de Establecimiento, Imposición, Mantenimiento o Consolidación de Paz, o como Observadores Militares, Diplomacia Preventiva, o Ayuda Humanitaria, son también una importante fuente generadora de conflictos emocionales, tanto a nivel individual como colectivo, por el peligro de daños que pueden producirse y por el efecto desorganizador de la vida cotidiana que plantean, lo cual precisa, con frecuencia de manera inesperada, una serie de ajustes y adaptaciones que en muchos casos sobrepasan los niveles de respuesta personal y social (Figura 1).

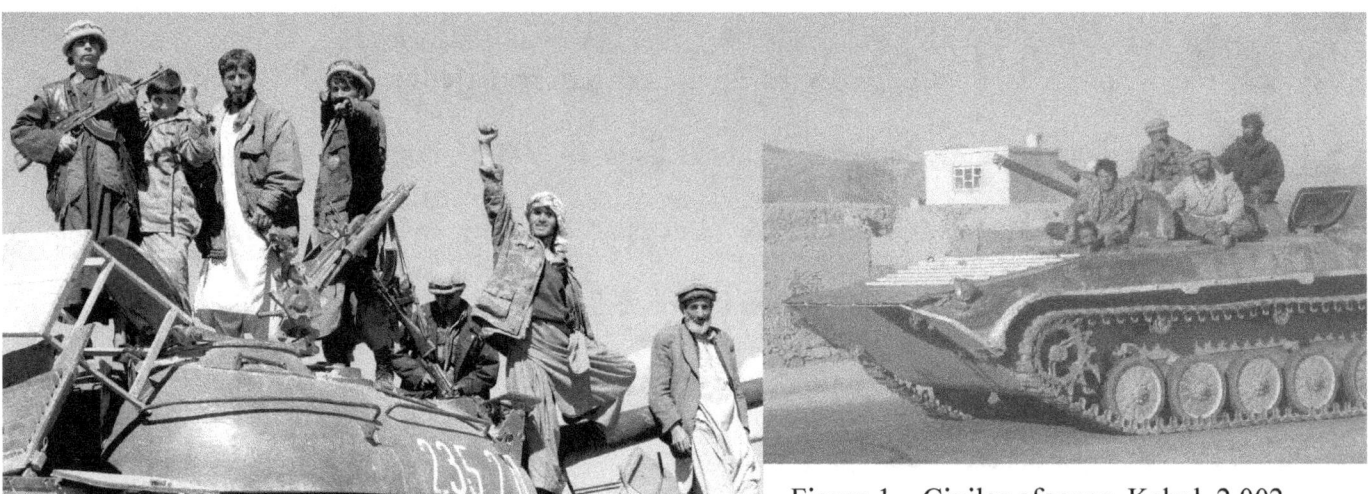

Figura 1.– Civiles afganos. Kabul, 2.002.

Las situaciones de combate son aún más graves, ya que se añade una transición nueva y aún más aguda: la transición de condiciones de paz y seguridad hacia condiciones de guerra. Esta transición conlleva más conflictos que se suman a la carga emocional que ya de por sí soporta el soldado. El peligro de ser herido o aún muerto es ahora algo claro y tangible, convirtiéndose en una carga constante sobre su estado emocional. La presión trae el impulso de alejarse de la zona de peligro.

A esto se añade que los soldados, que no son simples ejecutores de órdenes y necesitan participar de su trabajo, por lo que deben estar convencidos tanto de la utilidad de su labor como de la bondad de la causa que defienden, pertenecen a una sociedad desarrollada. Y éste es un factor clave: la opinión de la sociedad a la que pertenece el ejército, ya que los ejércitos deben realizar su labor dentro de una sociedad democrática. Aunque los valores necesarios para defender esa sociedad a menudo presenten diferencias con los valores de la propia sociedad [3].

SANIDAD MILITAR

La finalidad de la Sanidad Militar es el apoyo sanitario a las fuerzas en operaciones, pero además tiene un valor añadido, ya que debe tener la capacidad para actuar en otra serie de situaciones como catástrofes, ayuda humanitaria, apoyo a situaciones de riesgo previsible, etc. Para ello es necesario que existan en todo momento los medios materiales y humanos adecuados, y que el personal esté adecuadamente formado e instruido. Esto se consigue con un trabajo diario y continuado, dado que la improvisación y el desconocimiento unidos al voluntarismo son los peores enemigos de nuestra misión fundamental: salvar vidas en un medio generalmente hostil.

Lo principal es prestar la mejor atención sanitaria posible, para lo que hay que ser conscientes de que el trabajo del militar profesional puede y suele desarrollarse bajo una serie de circunstancias especiales: aislamiento, ambiente hostil, dificultades logísticas, etc. [4] (Figura 2).

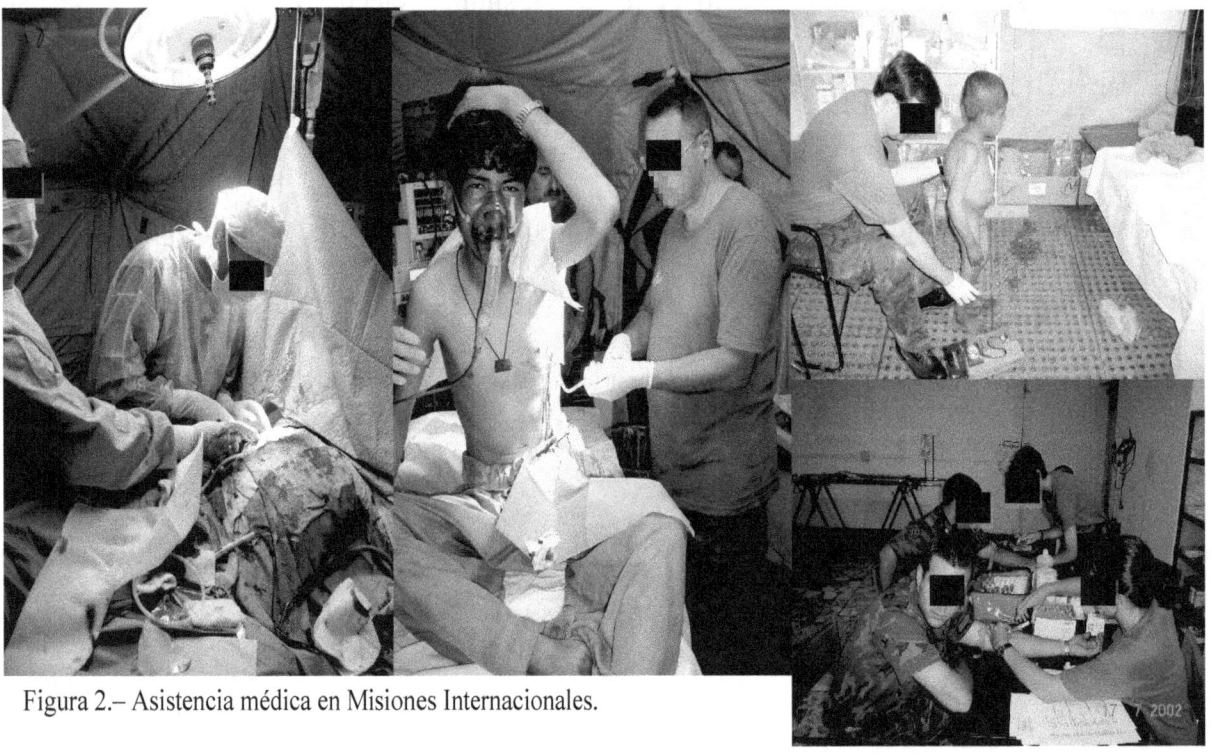

Figura 2.– Asistencia médica en Misiones Internacionales.

El Servicio Sanitario de los botiquines militares de cualquier Base, Acuartelamiento y Establecimiento Militar (*BAE´s*), en un buque o en un botiquín de campaña desplazado en el extranjero, normalmente estará constituido por el médico y el enfermero militar (Figura 3), en lo que se correspondería a un **Servicio de Prevención**, (dado que realizan las labores establecidas para aquél en la Ley de Prevención de Riesgos Laborales [*LPRL*]). Debe ser capaz de asumir que su prestación asistencial (Atención Primaria en los

Botiquines, o Atención Especializada en los Hospitales Militares, ya sea en T.N. o de Campaña) puede estar sujeta a riesgos y tensiones, para lo que deberá estar preparado para tomar decisiones rápidas y eficaces, basadas más en la clínica y la experiencia que en los elementos de apoyo al diagnóstico.

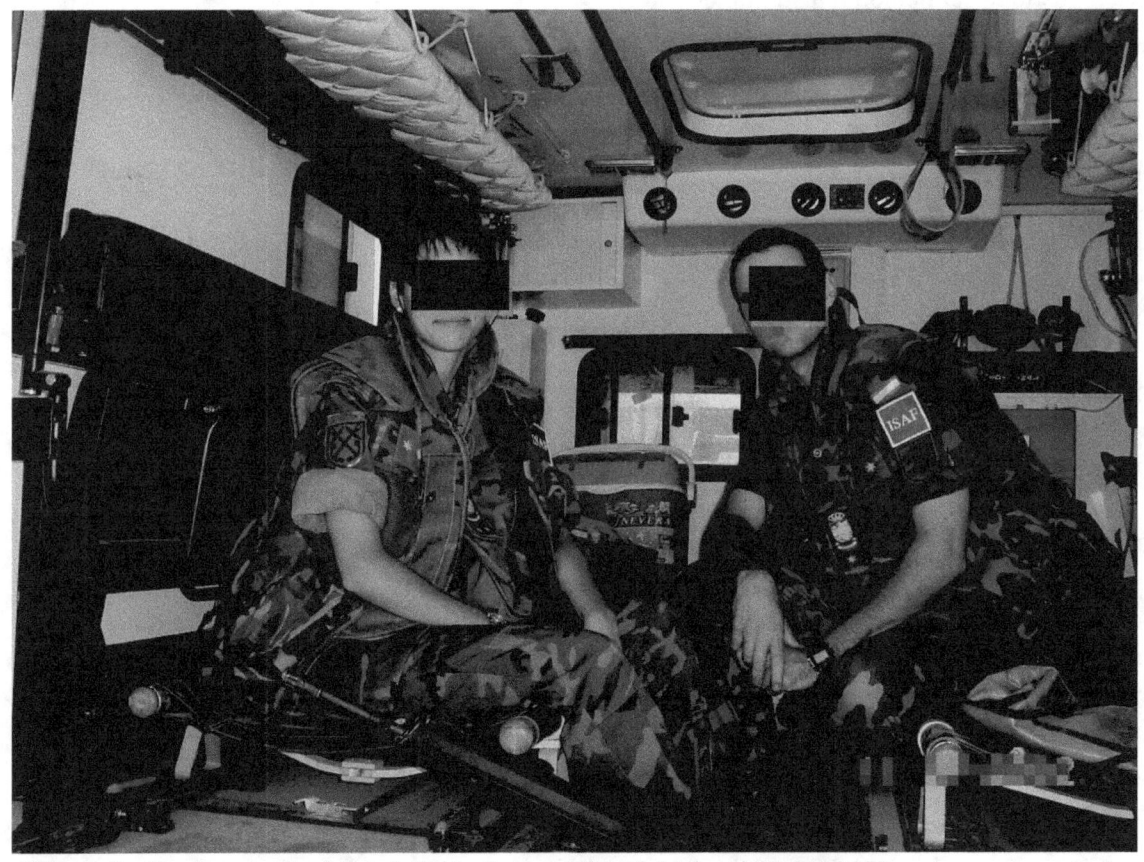

Figura 3.- Equipo sanitario en Misión Internacional (Afganistán, 2.002).

Aunque la formación reglada debe ser la misma que en el ámbito civil, el profesional de la Sanidad Militar necesita poseer otros conocimientos, y más especialmente si se presta Asistencia Primaria; así, no sólo hay que poseer conocimientos de cirugía menor, medicina interna (infecciosas, neumología, cardiología, etc.), traumatología, ginecología, dermatología, medicina preventiva, psiquiatría y/o psicología, etc., sino que además hay que saber clasificar las bajas, controlar la logística tanto sanitaria (estudio de las

13

necesidades de recursos sanitarios de la misión a desarrollar, aplicación de índices de consumo, distancia, necesidades y posibilidades de transporte, periodicidad de reposición, etc.) como de otros recursos (energía eléctrica, combustible, agua, comida, tiendas, iluminación, equipos de calor o frío, transmisiones, armamento y munición, y un largo etc.), gestionar el personal a su mando, etc.

Ejerciendo estas labores multidisciplinares, dentro de los cometidos multifactoriales que le están atribuidos, es donde el Servicio Sanitario recibe y clasifica de aquellos militares profesionales que presentan alguna lesión, enfermedad y/o trastorno físico o psíquico, e inicia el tratamiento de las mismas o prepara la evacuación en caso de ser necesaria la Asistencia Especializada. Los trastornos de origen psicológico constituyen una buena parte de nuestra labor diaria, entre otras razones por las especiales características del medio militar, en el que, por ejemplo, se realizan actos que se consideran *cotidianos* y que en el mundo civil se suelen calificar como "*actividades de riesgo*". Ello nos obliga tanto a diagnosticar e iniciar el tratamiento de patologías psiquiátricas/psicológicas como a gestionar las bajas laborales originadas.

TRABAJO Y SALUD

El trabajo ocupa hoy en día un papel fundamental en la vida personal y en la estructuración social. Además, constituye la principal fuente de ingresos, lo que

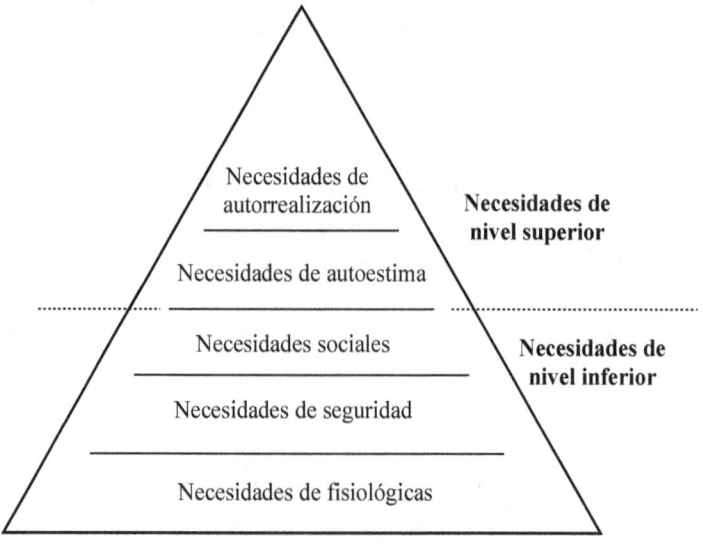

Figura 4.– Jerarquía de las necesidades de Maslow.

14

lo convierte en un medio para generar recursos imprescindibles para la supervivencia y el bienestar; asimismo, permite la satisfacción de necesidades psicosociales como la autodeterminación, el prestigio, los contactos sociales, el desarrollo personal, etc. (Figura 4).

El trabajo no es una realidad estática, fija e inamovible, sino que se trata de una realidad histórica y, en gran medida, sociocognitívamente constituida. Se trata también de una realidad dinámica, cambiante y con importantes transformaciones debidas a una serie de factores, entre los que cabe mencionar los económicos, tecnológicos, políticos, culturales, sociales y legales (Figura 5).

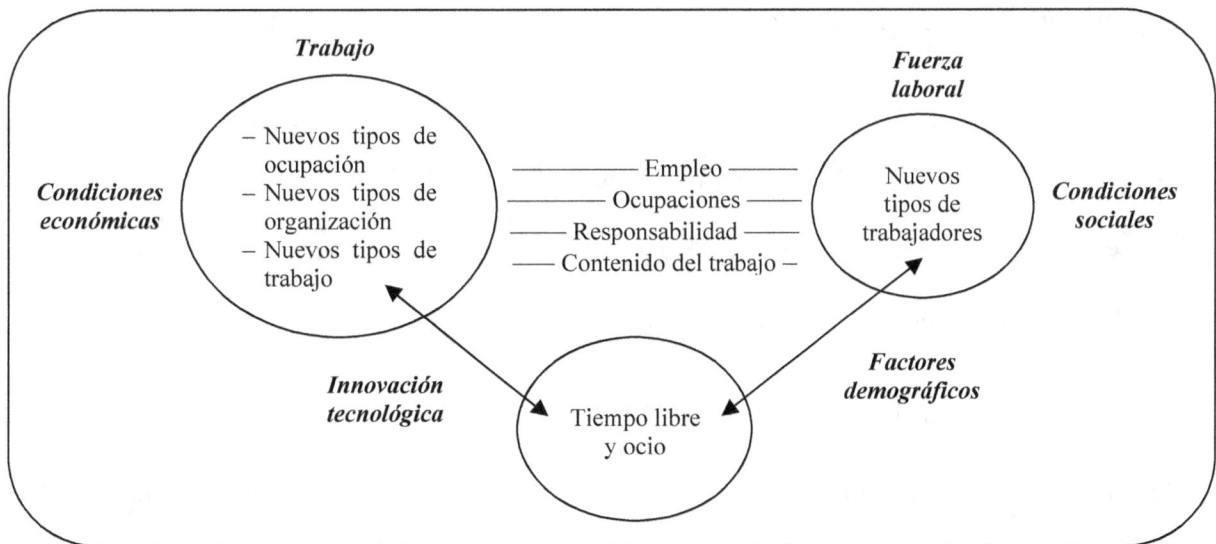

Figura 5.– Transformaciones en el entorno socio–económico y en el mercado laboral relevantes para la actividad laboral.

Bajo la óptica de un enfoque psicológico, el trabajo puede considerarse al menos desde **4 perspectivas**:

1. Como *actividad* (aspectos conductuales del hecho de trabajar).

2. Como *situación* o *contexto* (aspectos físico–ambientales de un trabajo).

3. Como *significado* (aspectos subjetivos del trabajo).

15

4. Como *fenómeno social* (aspectos socialmente subjetivados del trabajo).

El trabajo puede conllevar riesgos para la salud de los soldados, riesgos que es necesario identificar y controlar adecuadamente. Para ello, es necesario conocer la naturaleza del trabajo y de todos los elementos que influyen en él (técnicos, organizativos, económicos, sociales, etc.), lo que es especialmente complejo en una situación de cambio casi permanente como la que vive actualmente el Ejército.

El trabajo y la salud están interrelacionados. A través del trabajo buscamos satisfacer necesidades, desde la de supervivencia hasta las de desarrollo profesional, personal y social. Cualquier trabajo debe dar respuesta a las necesidades humanas, para lo cual debe cumplir una serie de condiciones, como contenido, oportunidades del puesto, relaciones, etc. Un trabajo con contenido será aquel que permita al trabajador (en este caso al soldado) sentir que su labor sirve para algo, que tiene una utilidad en el conjunto del proceso en el que se desarrolla y para la sociedad en general, y que le ofrece la posibilidad de aplicar y desarrollar sus conocimientos y capacidades [5].

La Organización Mundial de la Salud define la **salud** como *"el estado de bienestar físico, mental y social completo y no meramente la ausencia de daño o enfermedad"*.

Destaca de esta definición, por una parte, la **triple dimensión** de la salud física, mental y social, y por otra parte, su carácter positivo al incluir el estado de bienestar y no limitar la salud a la mera ausencia de enfermedad.

La Organización Internacional del Trabajo (*OIT*) y la Organización Mundial de la Salud (*OMS*), definieron en 1.950 la promoción de la **salud laboral** como la actividad que tiene como finalidad:

- Fomentar y mantener el más alto nivel de bienestar físico, mental y social de todos los trabajadores en todas las profesiones.

- Prevenir todo **daño** a la salud de éstos por las condiciones de su trabajo.

- Protegerlos en su empleo contra los riesgos para la salud, y colocar y mantener al trabajador en un empleo que convenga a sus aptitudes psicológicas y fisiológicas.

Todas las empresas, ya sean privadas o públicas (como el Ejército), existen para producir bienes o prestar servicios destinados a la sociedad en la que operan. Su supervivencia depende de su capacidad de alcanzar sus objetivos con eficacia y efectividad. Tienen diversos bienes y recursos a su disposición, el más importante de los cuales es el *capital intelectual y social* de sus empleados.

En el Ejército, los mandos y los soldados (como los empresarios y los trabajadores civiles) deben colaborar en la consecución de un objetivo común, en una compleja relación de intercambios. Los soldados esperan recibir remuneración y otras prestaciones a cambio de su contribución a la producción de bienes y servicios. Como recompensa por tal contribución esperan lugares de trabajo sanos y perspectivas de ascenso a lo largo de su carrera.

Una empresa sana presenta 3 características:

- *Adaptabilidad*: la capacidad de una empresa de cambiar y evitar la rigidez en sus esfuerzos por alcanzar objetivos a largo plazo.

- *Flexibilidad*: la capacidad de adaptarse a casos de urgencia, internos y externos.

- *Productividad*: la cantidad y calidad de los productos o servicios ofrecidos.

El deterioro de la calidad de vida laboral en una determinada organización y los niveles elevados de estrés pueden repercutir negativamente sobre las contribuciones que sus recursos humanos han de realizar para preservar ese estado saludable. Es bien conocido que la productividad de las personas se encuentra en estrecha relación no solo con su estado físico–mental sino también con su estado anímico, y por ende influyen de manera interactiva en la salud de la propia organización [6].

Existe una relación entre condiciones de trabajo estresantes o muy ingratas y síndromes no específicos de carácter psicológico, de comportamiento o somáticos, ya que existen **factores psicosociales** relacionados con el trabajo que contribuyen a una serie de daños para la salud de los trabajadores. Por otra parte, el trabajo integra **factores psicosociales positivos** propicios para la conservación e incluso el mejoramiento de la salud [7]:

- Función integrativa o significativa (puede suponer una *experiencia vital significativa*).

- Función de proporcionar estatus y prestigio social.

- Función de identidad personal.

- Función económica.

- Fuente de oportunidades para la interacción y los contactos sociales (fuera de su familia).

– Función de estructurar el tiempo (con las graves consecuencias sobre la vida social y familiar que implican los horarios de trabajo no habituales).

– Función de mantener al individuo bajo una actividad más o menos obligatoria.

– Fuente de oportunidades para desarrollar habilidades y destrezas.

– Transmisor de normas, creencias y expectativas sociales (dado el importante papel socializador del trabajo).

– Función de proporcionar poder y control.

– Función de comodidad (oportunidad de disfrutar de un trabajo ubicado cerca de su hogar, buenas condiciones físicas, seguridad en el empleo y/o un buen horario de trabajo).

Cuando existe una **mala interacción** entre los individuos y sus condiciones de trabajo por no estar satisfechas las necesidades o cuando las habilidades están sobre o infravaloradas, el individuo reacciona con respuestas alteradas de carácter cognoscitivo, emocional, fisiológico y de comportamiento. Los resultados dependen en gran medida de las habilidades del individuo para hacer frente a las situaciones difíciles de la vida y para controlar las manifestaciones precoces de las consecuencias (Figura 6). Por consiguiente, cuando hay una exposición a la misma **situación estresante**, dentro de límites razonables, un individuo podrá reaccionar con éxito y mantenerse sano, mientras que otro tendrá problemas de salud.

Influencia por selección de personal		Modificable también por el diseño del trabajo	
Constante a lo largo del ciclo vital	Variable, pero no modificable	Modificable por procesos a largo plazo	Modificable por intervenciones en las CP

– Género – Tipo físico – Tipo étnico – Origen/Contexto – Factores hereditarios	– Edad – Peso – Estado de salud – Influencia de los ritmos biológicos	– Capacidades – Energía personal – Experiencia – Conocimiento – Educación	– Tensión – Fatiga – Activación – Motivación – Concentración
Características constitucionales	Características disposicionales	Características de cualificación	Características de adaptación

Figura 6.– Características individuales que influyen en el ajuste entre las demandas situacionales y las Capacidades Personales (CP) [8].

Estas habilidades o factores psicosociales individuales o personales se refieren a interacciones entre el trabajo, medio ambiente, satisfacción en el trabajo, condiciones de organización y capacidades del trabajador, necesidades, consideraciones personales fuera del trabajo, etc., que a través de percepciones y experiencias pueden influir en la salud, así como en el rendimiento y la satisfacción en el trabajo.

Entre estas habilidades, las capacidades y limitaciones del trabajador en relación con las exigencias de su trabajo parecen ser primordiales, así como la satisfacción de sus necesidades y expectativas.

En el medio ambiente de trabajo se pueden identificar una serie de **factores psicosociales potencialmente negativos** vinculados con la salud, como son [7, 9]:

- La mala utilización de habilidades.

- La sobrecarga de trabajo.

- La falta de control.

- El conflicto de autoridad.

- La desigualdad de salario.

- La falta de seguridad en el trabajo.

- Los problemas en las relaciones laborales.

- El trabajo por turnos y el peligro físico.

- Trabajo alejado del hogar, malas condiciones de transporte, de alojamiento, etc. (el emplazamiento constituye uno de los factores más importantes de bienestar y satisfacción en el trabajo. Si está muy alejado del domicilio se crean problemas debido a la falta de tiempo para el ocio y la familia, cuando no provoca un traslado definitivo no querido).

SATISFACCIÓN E INSATISFACCIÓN LABORAL

Existen pruebas a favor de una estrecha relación entre **Satisfacción Laboral** y satisfacción general en la vida [10, 11], **Estrés Laboral** [12], salud mental [13], bienestar personal [14] y desempeño profesional [15, 16, 17].

Se puede afirmar que los factores de satisfacción intrínseca son los más valorados, y que el estado de ánimo se encuentra asociado, por un lado, a la satisfacción con la situación familiar y doméstica y, por otro, a la satisfacción en el trabajo [18].

Esta satisfacción laboral, asociada a la calidad de vida laboral, es una respuesta afectiva del trabajador hacia diferentes aspectos de su trabajo, y vendrá condicionada por las circunstancias del trabajo y las características de cada persona.

La **Insatisfacción Laboral** influye decisivamente en el estado anímico de la persona y en su conducta. Como **factor de resonancia afectivo**, actúa como detonante de alteraciones psicosomáticas, correlacionándose con el estado de ansiedad, trastornos gastrointestinales, **estrés**, etc. Como **factor de conducta**, mantiene relación con el absentismo laboral, los retrasos, las terminaciones de contrato, etc.

TRASTORNOS DEL ESTADO DE ÁNIMO

Desde un punto de vista científico la primera referencia importante a los **trastornos del estado de ánimo** la podemos situar en Hipócrates (Siglo IV a.C.). Para este autor los estados de abatimiento, tristeza e inhibición eran registrados bajo la etiqueta *melancolía*: la etimología griega de esta palabra (bilis negra) refleja la teoría hipocrática sobre los trastornos del estado de ánimo (y otros). La idea de que los trastornos se debían a un desequilibrio de los humores del cuerpo se conservaría como tal hasta el siglo XIX y podemos conceptualizarla como antecedente de las actuales teorías organicistas [19].

En el siglo XIX se producen también otros cambios: el término **depresión** comienza a extenderse y, más importante aún, el psiquiatra E. Krapelin en una de las ediciones de su famoso manual de psiquiatría (1.896) diferencia 2 grupos de enfermedades mentales, por un lado la demencia precoz, que seria denominada esquizofrenia por Bleuler, y por otro la enfermedad maniaco–depresiva.

En 1.957 el psiquiatra alemán Leonhard planteó separar los trastornos afectivos en *bipolar* (que denominaría a las personas con trastornos maníaco–depresivos) y *monopolar* (personas que sólo habían tenido episodios de manía o de depresión en su vida, sin alternar entre uno y otro), propuesta que finalmente se impuso en las clasificaciones actuales [20].

Por otra parte, las primeras descripciones sistemáticas de los trastornos de **ansiedad** no aparecieron hasta bien entrado el siglo XIX, quizás porque, hasta entonces, la psiquiatría estaba centrada fundamentalmente en la patología de los pacientes internados en asilos [21]. Morel describiría el delirio emotivo (1.866), Beard la neurastenia (1.868), Benedikt el síndrome de Platzschwindel (1.870), etc.

En 1.871 la creación de los primeros hospitales militares permitió a Da Costa, a partir de su contacto con los soldados de la guerra civil norteamericana, la descripción del síndrome del corazón irritable (1.871), precedente del trastorno de pánico actual. Oppenheimer, y Lewis de manera similar y a través de sus experiencias en la I Guerra Mundial, denominaron este tipo de cuadro como **corazón del soldado** o **síndrome del esfuerzo** respectivamente [22, 23].

DEFINICIÓN DE ESTRÉS

Todo el mundo sufre estrés en multitud de momentos de la vida. En lo que diferimos unas personas de otras es en la mayor o menor magnitud de exposición a **factores de riesgo** (o **estresores**) y en el grado de resistencia a ellos. Estos **factores de riesgo o estresores** son cualquier suceso, situación, persona u objeto, que se percibe como elemento estresante y, en consecuencia, induce a la reacción de estrés [24]. Esto es así porque es la reacción del individuo la que configura a la situación como traumática.

La palabra *estrés* parece derivar del griego ***stringere***, que significa *provocar tensión*. Se usó por primera vez probablemente alrededor del siglo XIV, y a partir de entonces, durante muchos años, se emplearon en textos en inglés medieval numerosas variantes de la misma, como *strest*, e inclusive *straisse*. Finalmente se adoptó finalmente *stresse* (presión, tensión). Otros autores apuntan su procedencia del francés antiguo *estresse* (estrechez), del latín vulgar *strictia*, del latín *strictus* (ajustado, estrecho), participio pasado de *stringere* (ajustar, estrechar), etc.

En nuestro idioma, la palabra **estrés** tiene un significado similar al equivalente sajón *stress*, que apareció en el inglés medieval en la forma de *distress*, que a su vez provenía del francés antiguo *destresse* (estar bajo estrechez u opresión). Con el paso de los siglos, los ingleses empezaron a utilizar la palabra stress sin perder la original distress, por ello ambas resultan corrientes en el inglés moderno. La primera hace referencia a *énfasis, tensión o presión* (unas veces en sentido negativo y otras en sentido positivo) y la segunda a una *situación de dolor psíquico, sufrimiento o angustia* (siempre en sentido negativo).

En castellano ha llegado desprovista del matiz positivo, por lo que **estrés** no suele usarse en sentido positivo, sino que ha quedado como una simple adaptación al castellano de la voz inglesa stress; de hecho, el Diccionario de la Academia de la Lengua únicamente ofrece una acepción negativa en su definición de este término. Pero también existe un estrés *positivo* que suele denominarse *tensión* [25].

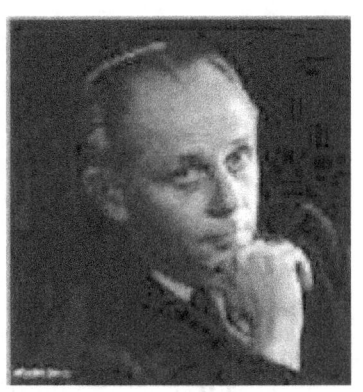

Figura 7.- Hans Selye.

Sin embargo, no fue hasta 1.934 en que el médico austríaco–canadiense Hans Selye enunció por primera vez el concepto de **Estrés**, y desde aquel momento hasta la fecha la concepción acerca del mismo ha ido evolucionando (Figura 7). Según el creador del concepto biológico de estrés es el *"mínimo común denominador de las reacciones del* *organismo a (casi) cualquier tipo imaginable de exposición, desafío o exigencia"*; dicho de otro modo, son *"los caracteres estereotípicos e inespecíficos de la reacción del organismo a todo tipo de estresores"* [26], ya que no es sino *"la respuesta general del organismo ante cualquier estímulo estresor o situación estresante"* [24]. Otro modo de describir el fenómeno del estrés es recurrir a otra referencia de dicho autor a *"la velocidad a la que se producen los procesos corporales de desgaste"*. Es como preparar al organismo para la acción, para una actividad muscular o de otro tipo [27].

Selye también afirmaba que *"el organismo reacciona siempre de la misma manera, independientemente de sí el desencadenante del estímulo es de naturaleza grata o desagradable, es decir, si por ejemplo produce satisfacción o molestia"*.

En definitiva, el estrés es la *"respuesta fisiológica, psicológica y conductual de un individuo que intenta adaptarse y ajustarse a presiones internas y externas"*. El estrés se produce cuando la velocidad con la que se desarrolla una situación determinada desborda a la eficacia con la que una persona se enfrenta a ella [24].

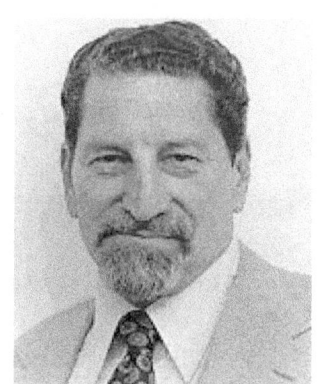

Figura 8.- Richard Lazarus.

No podemos dejar de lado la definición de Richard Lazarus según la cual el estrés *"es el resultado de la relación entre el individuo y el entorno, evaluado por aquel como amenazante, que desborda sus recursos y pone en peligro su bienestar"* [28] (Figura 8).

Otros muchos autores han aportado sus propias definiciones a lo largo de los años. Así, según Robbins *"podemos definir el estrés como una condición dinámica donde el individuo se enfrenta a una oportunidad, una limitación o una demanda relacionada con sus deseos y cuyo resultado percibe como algo incierto e importante a la vez; el entorno, la organización y el individuo son factores que actúan como posibles fuentes de estrés laboral y es un fenómeno mundial*" [29].

Barrons afirma que "*el estrés es un estado vivencial displacentero sostenido en el tiempo, acompañado en mayor o menor medida de trastornos psicofisilógicos, que surgen en un individuo como consecuencia de la alteración de sus relaciones con su ambiente e imponen al sujeto demandas objetivas o que subjetivamente resultan amenazantes para el mismo y sobre las cuales tiene o cree tener poco o ningún control*" [30]. Esta definición, una de las más extensas, es, no obstante, bastante cercana a lo cotidiano.

Para Cannon "*el estrés es un recurso para la supervivencia con que la naturaleza nos ha dotado a fin de reaccionar con efectividad ante los cambios y estímulos, especialmente frente a situaciones de peligro*".

Según la Health and Safety Commission (*HSC*) británica, "*el estrés es la reacción de las personas a presiones excesivas u otro tipo de exigencias con las que se enfrentan*" [31]. Además, en su prefacio indica que "*en los últimos años el estrés se ha convertido en una preocupación fundamental para empleados, patronos y para el conjunto de la población*".

Para el National Institute of Occupational Safety and Health (*NIOSH*), EE.UU., "*el estrés en el trabajo puede definirse como las respuestas nocivas físicas y emocionales que se producen cuando las exigencias del trabajo no corresponden a las capacidades, recursos o necesidades del trabajador. El estrés en el trabajo puede conducir a una mala salud o a una lesión*" [32].

La OMS, a su vez, define la salud *"no sólo como la ausencia de enfermedad o discapacidad, sino como un estado de absoluto bienestar físico, psíquico y social"*. Es evidente que el calificativo *"absoluto"* es más visionario que práctico, pero esta definición puede perfectamente constituir la base de la prevención del estrés relacionado con el trabajo y la promoción del bienestar y la productividad de los trabajadores.

Se acepta pues que el estrés consiste en un esquema de *reacciones arcaicas* frente a la exposición a estresores, que preparan al organismo humano para la pelea o la huida, es decir, para la actividad física. El estrés era la respuesta adecuada cuando el hombre prehistórico tenía que enfrentarse a los lobos, pero no lo es cuando el trabajador actual tiene que esforzarse para adaptarse a turnos cambiantes, tareas muy monótonas y fragmentarias o a clientes amenazantes o excesivamente exigentes; es más, suele ser síntoma de una mala adaptación.

A efectos del presente trabajo, el estrés relacionado con el trabajo podría definirse como *"el conjunto de reacciones emocionales, cognitivas, fisiológicas y del comportamiento a ciertos aspectos adversos o nocivos del contenido, la organización o el entorno de trabajo. Es un estado que se caracteriza por altos niveles de excitación y angustia, con la frecuente sensación de no poder hacer frente a la situación"*.

El concepto moderno de estrés refleja la interacción entre 3 factores:

- El entorno.

- La manera como la persona **percibe** el **entorno** (en función de la personalidad, experiencias previas, etc.).

– La percepción de los propios **recursos** de la persona para **enfrentar** las **demandas** del entorno (o *Autoeficacia Percibida*).

PERCEPCIÓN DEL ENTORNO [33]

La apreciación que un individuo tiene de una situación determinada en su entorno laboral o social, depende de varios aspectos del momento presente. Junto con otros factores de la historia personal del sujeto (experiencia, formación, sensibilidad personal etc.) se conforma una peculiar manera de *percibir e interpretar la realidad*. En la

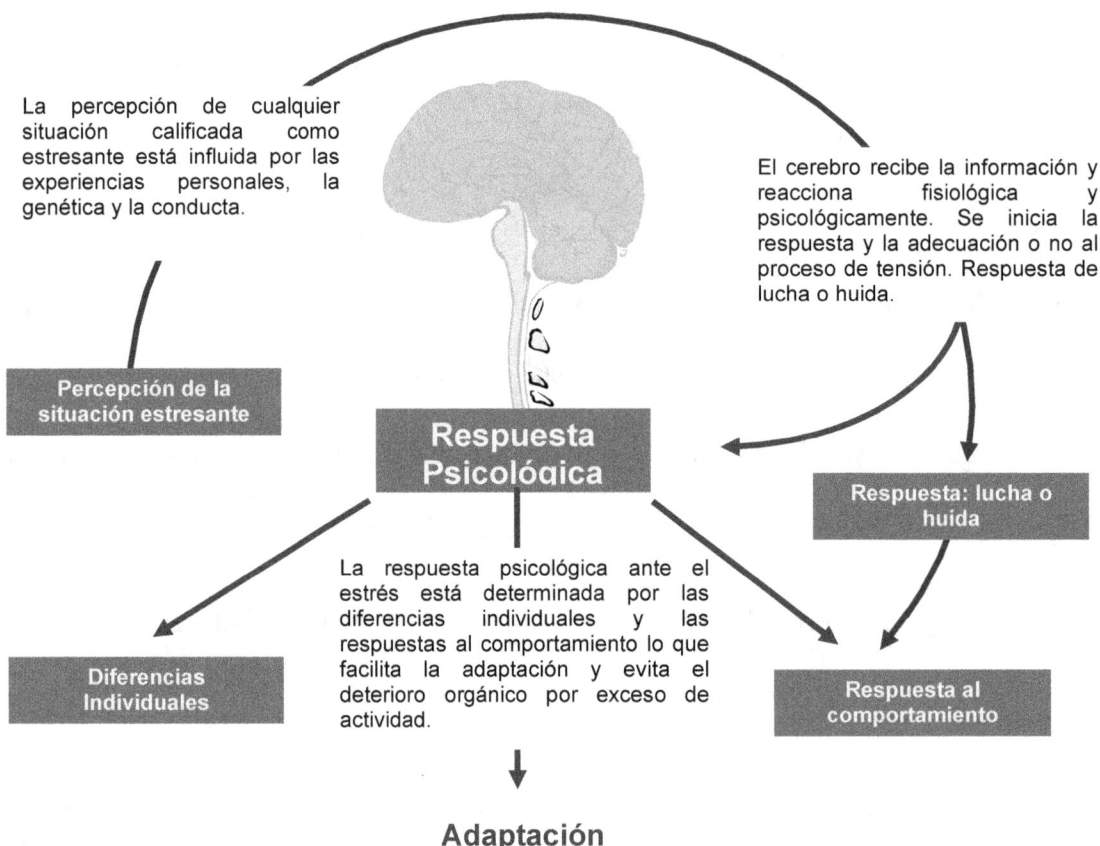

Figura 9.– Percepción del Entorno.

generación del estrés es importante valorar como el sujeto experimenta sus necesidades, deseos y expectativas en relación con lo que el entorno le demanda (Figura 9).

AFRONTAMIENTO DEL ESTRÉS

El afrontamiento consiste en conductas y pensamientos (por ejemplo: pedir ayuda, analizar el problema o tratar de olvidar) empleados por un individuo para hacer frente a situaciones de tensión o estrés, tales como tener un hijo, cambiar de empleo, discutir con la pareja [34, 28]. Éste depende tanto de la naturaleza del evento amenazante como de los rasgos personales del sujeto [35].

Lazarus y Folkman propusieron un **modelo bidimensional**, al considerar que el afrontamiento estaba al servicio de 2 grandes funciones: **solucionar** el problema generador de tensión y **actuar** sobre las reacciones emocionales de estrés [28].

Basándose en el modelo anterior, Moos y Billings sugirieron **3 dimensiones**. El **afrontamiento** centrado en la evaluación se asocia con la búsqueda de un significado para la situación estresante, la reflexión acerca de sus causas y posibles soluciones, y la negación del malestar que genera. El **focalizar** la emoción tiene como finalidad, controlar los sentimientos y mantener su equilibrio. Finalmente, el **dirigir** trata de modificar o eliminar al estresor, manejar sus consecuencias, u operar un cambio personal que permita arribar a circunstancias más favorables [36].

Las **3 dimensiones** cuentan con **9 estrategias**, las cuales se describen respectivamente:

1. **Afrontamiento:**

a. Análisis lógico de las causas del problema, los pasos para resolverlo y sus posibles consecuencias.

b. Redefinición cognitiva de las circunstancias, al adjudicarles un aspecto positivo o modificar prioridades y valores.

c. Evitación cognitiva o intento de negar la ansiedad, olvidar la situación y concentrarse en fantasías y deseos.

2. **Focalizar**:

a. Control afectivo o manejo de los sentimientos surgidos a causa del estresor, a fin de que no interfieran con otros aspectos de la vida.

b. Aceptación con resignación, de la situación y de la imposibilidad de modificarla.

c. Descarga emocional a través de expresiones verbales, conductas como llorar, fumar y comer en exceso, etc. (denota fracaso en el control de los sentimientos).

3. **Dirigir**:

a. Acciones que resuelvan el problema, ya sea directamente o desarrollando habilidades, planes alternativos y compromiso para tal fin.

b. Requerimiento de información o pedido de orientación y ayuda concreta a otras personas.

c. Desarrollo de recompensas alternativas o búsqueda de gratificación en las relaciones sociales, actividades y el desarrollo personal.

Según el modelo psicosocial de **Demanda–Control–Apoyo**, si las exigencias relacionadas con el trabajo son tan elevadas que el trabajador no puede hacerles frente, o si éste no se encuentra en posición de ejercer influencia en aspectos importantes de sus condiciones de trabajo y de poder adaptarlos, la situación genera **estrés** (cuadrado *ALTA TENSIÓN* de la Figura 10), y puede aumentar la velocidad a la que se producen los procesos corporales de desgaste, conduciendo probablemente a un mayor riesgo de enfermedad o fallecimiento. Por el contrario, aun si las exigencias son igual de elevadas, pero la organización del trabajo permite al trabajador ejercer un cierto nivel de control, el resultado de la combinación es un *desafío* (cuadrado *ACTIVO* de la Figura 9) [37, 38].

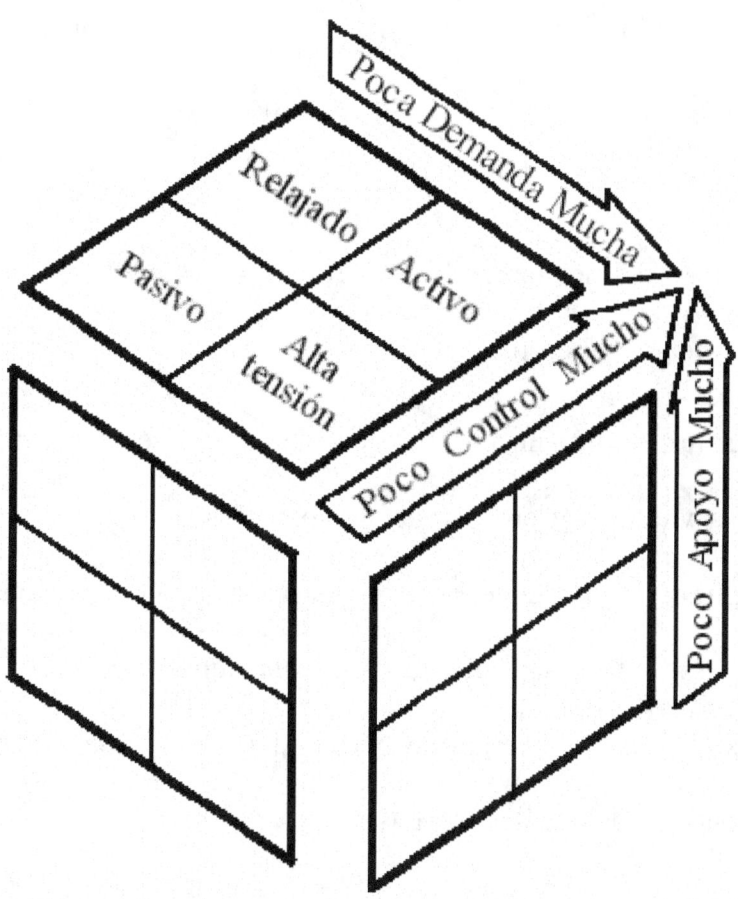

Figura 10.– El modelo psicosocial de Demanda–Control–Apoyo.   31

Un tercer factor modificador, de importancia capital en el trabajo, es la cantidad y calidad del apoyo social que brindan la jerarquía y los colegas. Cuando existe y es adecuado, puede *amortiguar* parte del potencial estresor generado por la combinación de altas exigencias y bajo control. Si es escaso o falta, o si el entorno socioprofesional se caracteriza por la discriminación o la intimidación, se añade un nuevo factor de estrés a los ya existentes. De acuerdo con este modelo de **Demanda–Control–Apoyo**, el estrés relacionado con el trabajo puede prevenirse:

- Optimizando (en vez de maximizando) las exigencias.

- Aumentando el control del trabajador sobre sus condiciones de trabajo.

- Incrementando el apoyo social disponible.

De esta definición se desprende que incluso unos altos niveles de exigencia en el trabajo, dentro de límites razonables, no necesariamente tienen que ser nocivos si se permite al trabajador, o incluso si se le anima, a influir en la manera de hacer frente a tal exigencia.

Porque el estrés es inevitable, lo que no es inevitable es la situación de estrés prolongado, recurrente o intenso.

Cuando el estrés es más un desafío que una carga, se caracteriza por la salud, la productividad, la vitalidad y el bienestar tanto de las personas como de las empresas, cuando las respuestas se realizan en armonía, respetando los parámetros fisiológicos y psicológicos del individuo, son adecuadas en relación con la demanda, y se consume biológica y físicamente la energía dispuesta por el sistema general de adaptación, adoptamos el concepto de estrés como **eustrés**.

Cuando, por el contrario, las respuestas han resultado insuficientes o exageradas en relación con la demanda, ya sea en el plano biológico, físico o psicológico, y no se consume la energía mencionada, pudiendo conducir a un empeoramiento de la salud y la seguridad profesionales que afecte tanto a las personas como a las empresas, se produce el **distrés**, que por su permanencia (cronicidad) o por su intensidad (respuesta aguda) produce un síndrome general de adaptación.

Hasta llegar a la enfermedad de adaptación o enfermedad psicosomática por distrés, el sistema pasará por una serie de reacciones, siguiendo unas etapas [24] (Figura 11), que constituyen el Síndrome General de Adaptación (*SGA*):

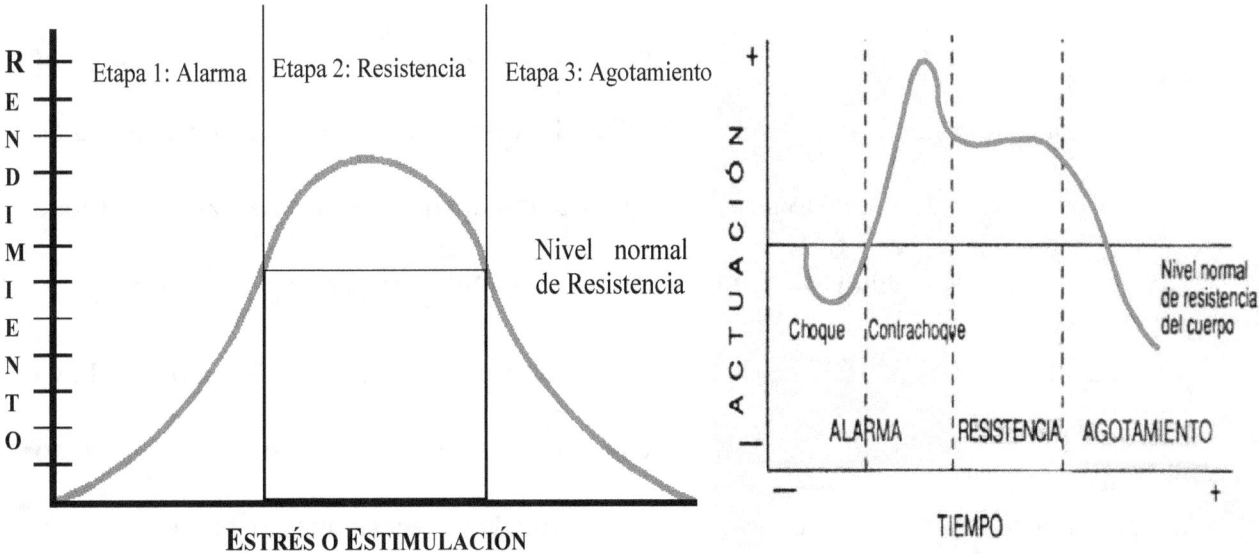

Figura 11.– Curva del estrés, en función del Rendimiento (izquierda) y del Tiempo transcurrido (derecha).

– **Reacción de alarma**: ante un problema el organismo desarrolla una intensa actividad y nos brinda recursos excepcionales para afrontar la crisis. El cuerpo se pone en estado de vigilancia general y preparándose para la acción, ya sea de lucha o de fuga. Las glándulas endocrinas liberan hormonas que aumentan los latidos del corazón y el ritmo respiratorio, elevan el nivel de azúcar en la sangre, incrementan la transpiración, dilatan las pupilas y hacen más lenta la digestión. Pero no se llega a afectar ningún sistema orgánico

– **Adaptación o resistencia**: ciertas reacciones ante la situación estresante persisten hasta que la situación desequilibradora ha menguado. Cuando existe una respuesta de alarma prolongada el organismo inicia el reajuste del metabolismo corporal para hacer frente a dicha situación por plazo indefinido, comenzando a consumir todos sus recursos vitales para poder afrontar la situación de tensión.

– **Agotamiento**: si la reacción estresante perdurase por tiempo superior a la capacidad de resistencia del organismo, éste pierde sus energías y termina por colapsarse. Es la respuesta automática del organismo producida por el gasto de su energía y recursos vitales. Su intensidad depende de la fortaleza o debilidad de cada individuo y de la intensidad del desequilibrio que causa el estrés.

Esta adaptación del individuo a las exigencias del medio, su éxito o fracaso, nos lleva a considerar el concepto de *inadecuación* entre los seres humanos y su entorno cuando estas exigencias no se corresponden a sus capacidades, necesidades o expectativas, y someten al individuo a un mayor grado de estrés.

La mala adecuación entre la persona y su trabajo se debe a los conflictos entre nuestros roles en el trabajo y fuera de él, y por no tener un nivel razonable de control de nuestro propio trabajo y de nuestra propia vida. El estrés en el trabajo puede derivarse de múltiples factores, auténticos **factores predisponentes** para la aparición de síntomas de estrés; entre los más habituales en el trabajo de los soldados figuran:

– Exceso y falta de trabajo.

– **Fatiga**: Como estado de cansancio físico y/o mental.

– Baja calidad del **entrenamiento y preparación,** que genera inseguridad, desconcierto, confusión, desorganización y reacciones o conductas inadecuadas.

– Los períodos más o menos prolongados de **inactividad en condiciones de peligro**.

– La **desmotivación** y **obligatoriedad** para afrontar la misión.

– Tiempo inadecuado para completar el trabajo de modo satisfactorio para nosotros y/o los demás.

– Ausencia de una descripción clara del trabajo, o de la cadena de mando.

– Poca **capacidad de liderazgo** de quien dirige a un grupo: El mando debe de ser capaz de generar confianza, seguridad y estabilidad en su tropa.

– Ausencia de **identificación** o falta de **cohesión** con la unidad: La pertenencia a una unidad donde existen relaciones de solidaridad, compañerismo, buena comunicación y organización, sirven de soporte emocional a los miembros en las situaciones de tensión, y facilita el logro de objetivos comunes.

– La **desinformación** acerca de las manifestaciones psicológicas y fisiológicas como respuesta a la situación de estrés y su manejo.

– **Falta de reconocimiento** o **recompensa** por un buen rendimiento laboral.

– No tener oportunidad de exponer las quejas.

–   Responsabilidades múltiples, pero poca autoridad o capacidad de tomar decisiones.

–   Superiores, colegas o subordinados que no cooperan ni apoyan.

–   Falta de control o de satisfacción por el producto terminado fruto de su trabajo.

–   Inseguridad en el empleo y el futuro laboral, poca estabilidad de la posición.

–   Verse expuesto a prejuicios en función de la edad, el sexo, el origen étnico o la religión.

–   Exposición a la violencia, a amenazas o a intimidaciones.

–   Condiciones de trabajo físico desagradables o peligrosas.

–   No tener oportunidad de servirse eficazmente del talento o las capacidades personales.

–   Posibilidad de que un pequeño error o una inatención momentáneos tengan consecuencias serias o incluso desastrosas, para el propio soldado o para sus compañeros.

–   Algunos elementos de **personalidad** de los soldados, como los relacionados con la capacidad de movilizar y exteriorizar sentimientos (por ejemplo el Neuroticismo).

–   Cualquier combinación de los factores anteriores.

Neuroticismo

El Neuroticismo [39] constituye uno de los 5 grandes **factores de la personalidad** descriptos por Costa y Mc–Crae [40]. Se opone a la estabilidad o ajuste emocional e implica la tendencia a experimentar sentimientos negativos y tener dificultades para manejar el estrés y los impulsos. Está constituido por 6 facetas:

1. Ansiedad o facilidad para sentir miedo, preocupación, tensión e inquietud.

2. Hostilidad o tendencia a experimentar enojo, frustración y amargura.

3. Depresión o propensión a sentir tristeza, culpa, desesperanza y soledad.

4. Autoconciencia o tendencia a reaccionar con vergüenza, timidez y ansiedad en situaciones sociales.

5. Impulsividad o dificultad para controlar los deseos e impulsos y tolerar la frustración.

6. Vulnerabilidad o reacción de dependencia, desesperanza y pánico ante situaciones difíciles e inhabilidad para afrontarlas.

ESTRÉS LABORAL

El estrés laboral es un fenómeno personal y social cada vez más frecuente y con consecuencias importantes a nivel individual y organizacional. A nivel individual, puede afectar el bienestar

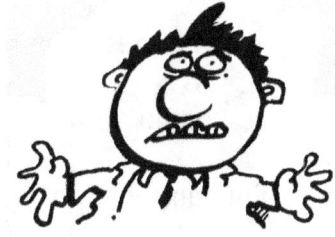

Figura 12.- Estresado.

físico y psicológico de las personas. A nivel colectivo, puede deteriorar la salud organizacional [41] (Figura 12).

Como se ha dicho, el estrés relacionado con el trabajo se ve condicionado por problemas fundamentales medioambientales, económicos y sanitarios, al tiempo que contribuye a crearlos. En el medio civil afecta, al menos, a 40 millones de trabajadores de los 15 Estados miembros de la UE, sobre un total de 147 millones de trabajadores. El 50 % afirman que trabajan a altas velocidades y con plazos ajustados, un 45 % afirma realizar tareas monótonas, para un 44 % no hay posibilidad de rotación, y el 50 % realiza tareas cortas repetitivas. Se piensa que estos **estresores** relacionados con el trabajo han contribuido a las actuales manifestaciones de enfermedad: un 13 % de los trabajadores se quejan de dolores de cabeza, un 17 % de dolores musculares, un 20 % de fatiga, un 28 % de **estrés** y un 30 % de dolor de espalda; muchos otros incluso refieren enfermedades que pueden poner en peligro la vida.

La Agencia Europea para la Seguridad y la Salud en el Trabajo publicó en 1.999 un estudio global para evaluar los costes para la sociedad de todas las enfermedades relacionadas con el trabajo. Las estimaciones realizadas entre los 15 Estados miembros de la UE oscilan entre el 2,6 % y el 3,8 % de su PIB, lo que representa entre 185.000 y 269.000 millones de euros anuales para el conjunto [42]. Una estimación moderada de los costes que origina el estrés relacionado con el trabajo apunta a que al menos un 10 % de estos costes están relacionados con el estrés laboral, lo que equivaldría aproximadamente a 20.000 millones de euros anuales; además de ser la causa de mucho sufrimiento humano, enfermedades y fallecimientos, produciendo alteraciones muy considerables de la productividad y la competitividad.

En las FAS, el estrés laboral incapacita a los soldados, causa enfermedad, precipita trastornos mentales, conduce al abuso de sustancias, y destruye las interrelaciones personales y familiares. Además, provoca un absentismo excesivo por bajas laborales, incapacidad para retener personal efectivo y, por último, un marcado descenso de la productividad, del rendimiento y de la eficacia (Figura 13).

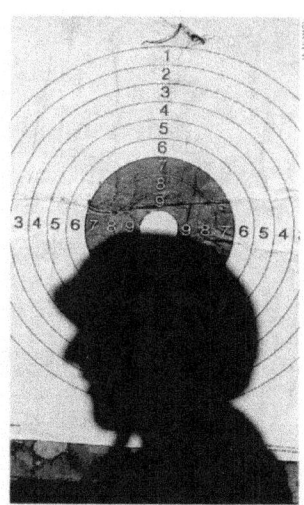

Figura 13.- Estrés en las FAS.

CAUSAS DE ESTRÉS

La confusión en las tareas asignadas y la ausencia de participación en las decisiones son factores que generan ansiedad y estrés. Además, el estilo de mando influye decididamente en el comportamiento y actitud del trabajador ante el trabajo. Nos referimos a cada uno de los jefes y a la empresa en general, ya que cada una adopta un estilo: autoritario, paternalista o participativo. Este último es el que más beneficios aporta [5], ya que se dice que los mandos participativos mejoran la productividad, reducen la rotación del personal, el absentismo y la falta de puntualidad, disminuyen las quejas y mejoran las relaciones entre los mandos y los empleados, hacen que los empleados estén más dispuestos a aceptar el cambio y aumentan la calidad de la toma de decisiones, logrando un mayor bienestar de los trabajadores y una mayor iniciativa y enriquecimiento de la personalidad.

Un componente importante de la participación en las actividades laborales es el llamado **empoderamiento**, es decir, *"compartir el poder dentro de una empresa"*. El empoderamiento da al trabajador un sentimiento de eficacia, le hace creer en su competencia, su rendimiento, su efectividad y su responsabilidad. Si el empleado encuentra a veces difícil responder a los imperativos de responsabilidad y autogestión que acompañan al proceso de empoderamiento, es sin embargo menos propenso al desamparo asociado a un medio ambiente de trabajo restrictivo y estrechamente definido. La cuestión seguirá consistiendo en fijar los objetivos y las normas que deben seguirse, pero los trabajadores tendrán la libertad de elegir, dentro de límites bien definidos, la vía y los métodos para alcanzar dichos objetivos.

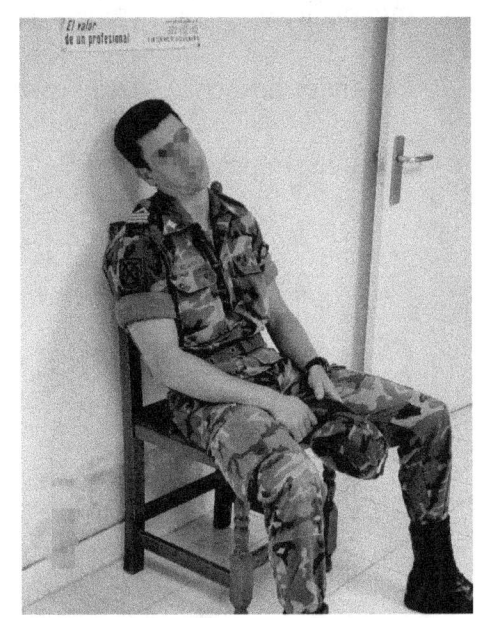

Figura 14.- Profesional agotado.

El empoderamiento no es algo que se cree *"por orden del jefe"*. Sería recomendable introducir el empoderamiento de manera progresiva y acompañarlo con el desarrollo correspondiente de las competencias y con los recursos necesarios. Además, debe dejar suficiente tiempo y establecer incentivos y recompensas, relaciones de trabajo estables, objetivos y valores compartidos, una formación y una educación suficientes, y debe prestarse atención a los conflictos de intereses. Lo ideal es combinar enfoques de arriba abajo y de abajo arriba.

Sin embargo, en el Ejército se sigue un estilo de mando autoritario, que es perjudicial porque genera conflictos interpersonales y laborales, genera carencia de bienestar y crea ansiedad, hostilidad e inseguridad, factores que interfieren frecuentemente en la salud de los trabajadores [5] (Figura 14).

Podemos definir multitud de **causas generadoras de estrés**, como por ejemplo:

– **Ambiente Laboral Inadecuado**: Es el debido a los llamados estresores del ambiente físico, como la falta de luz o luz muy brillante, ruido excesivo o intermitente, vibraciones, aire contaminado, alta o baja temperatura. Estos factores requieren una doble adaptación, tanto física como psicológica.

– **Carga de Trabajo Mental**: Puede definirse la carga de trabajo mental como los elementos perceptivos, cognitivos y las reacciones emocionales involucradas en el desarrollo de una actividad. La carga mental viene determinada por la cantidad de información que debe tratarse, el tiempo disponible, la importancia de las decisiones y los aspectos afectivos [43]. Si se nos exige mucho o muy poco de forma cotidiana, tanto por exceso de trabajo (sobrecarga) o por ausencia del mismo (infracarga), puede repercutir negativamente en la salud [5].

El trabajador puede estar expuesto a **sobrecarga mental**, que puede ser *cuantitativa* (o **hiperestimulación**) o *cualitativa*, o a **infracarga mental,** *cualitativa* (o **subestimación**) o *cuantitativa*.
Tanto la sobrecarga como la infracarga de trabajo mental producen síntomas de estrés que suelen manifestarse con la pérdida del respeto de sí mismo, una motivación mediocre para el trabajo, etc. En ambos casos se desarrollan

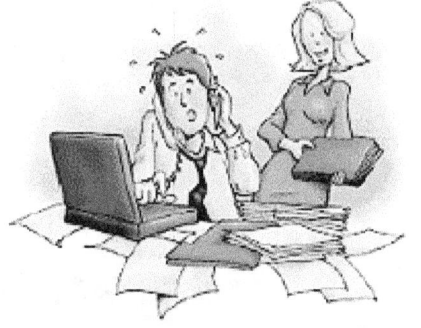

Figura 15.- Estrés por Sobrecarga de Trabajo Mental

41

trastornos del comportamiento y síntomas de disfunciones que se atribuyen a los factores intrínsecos de la tarea (Figura 15).

La **sobrecarga cualitativa** (demasiado difícil), que se da cuado se exige demasiado a una persona, ésta se ve desbordada y no se siente capaz de realizarla, está más asociada con la insatisfacción, las tensiones y una baja opinión de sí mismo. Mientras que la **infracarga cualitativa**, que se da cuando los trabajos están muy por debajo de la cualificación profesional, en puestos de escaso contenido, falta de variación del entorno, donde no se requiere ni creatividad ni resolución de problemas, está más asociada con la depresión, la irritación y los trastornos psicosomáticos, además de la insatisfacción y falta de interés en el trabajo [43, 5].

La **sobrecarga cuantitativa** (tener demasiado que hacer) puede deberse a un exceso de trabajo o a un ritmo muy elevado, mientras que la **infracarga cuantitativa** se da en los trabajos donde se está activo *"de vez en cuando"* [5].

- **Fatiga Mental**: Si la realización de una tarea implica el mantenimiento prolongado de un esfuerzo al límite de nuestras capacidades puede dar lugar a fatiga mental. Como factor causal importante de algunos errores en la actividad, puede considerarse el escalón inmediato anterior a muchos accidentes laborales. Además, la relación entre fatiga y motivación es de tipo inverso.

Por otra parte, cuando el trabajo requiere toda la atención y vigilancia durante prolongados períodos de tiempo se está expuesto a **lapsus** o bloqueos, que actúan como mecanismos automáticos de regulación del organismo frente a la fatiga. Estos lapsus pueden generar desde una disminución del rendimiento hasta fallos graves, además de que no representan un verdadero descanso, ni suponen una recuperación del organismo [24]. Podemos clasificar la fatiga en 2 categorías:

1. *Reacción Homeostática*: dirigida a asegurar una adaptación con el medio ambiente. El organismo buscará el reposo como medio de recuperación del equilibrio.

   El principal síntoma es una reducción del rendimiento de la actividad y un aumento de los errores por disminución de la atención, enlentecimiento del pensamiento y falta de motivación (con una disminución del arousal).

   La disminución del rendimiento del trabajador es una de las consecuencias más importantes del estrés profesional. El modelo que describe la eficacia del rendimiento como una función en forma de "*U invertida*" del

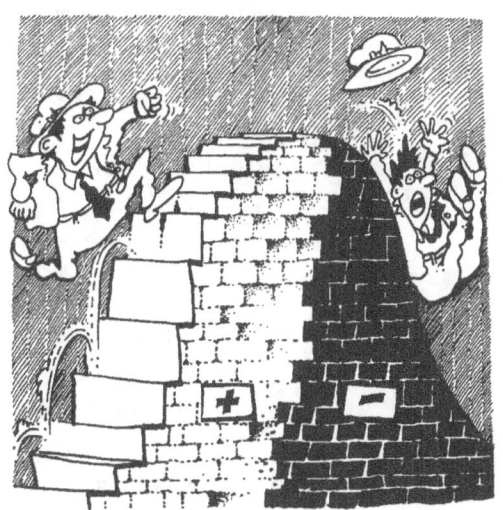

Figura 16.- Ley de Yerkes y Dodsor (1.908).

   estrés es el que más aceptación tiene en la actualidad, significando que **el rendimiento es óptimo cuando el estrés es moderado**, y que disminuye cuando el nivel de estrés es muy elevado o muy bajo [43] (Figura 16).

2. *Fatiga Crónica*: que se da por una determinada carga que se va repitiendo, cuando existe un desequilibrio prolongado entre la capacidad del organismo y el esfuerzo que debe realizar para dar respuesta a las necesidades del medio ambiente.

Sus principales síntomas, que pueden ser de carácter crónico, son la inestabilidad emocional, irritabilidad, ansiedad, estados depresivos, alteraciones del sueño, astenia, alteraciones psicosomáticas, alteraciones cardíacas, algias o dolores, dolores de cabeza, problemas digestivos, problemas sexuales, incluso intentos de suicidio, etc.

– **Acoso Moral**: El acoso moral en el trabajo es el **ejercicio extralimitado de un poder** (jurídico o de hecho) en el entorno laboral, mediante el uso sistemático, recurrente, progresivo e intimidatorio, de la fuerza, que atenta fundamentalmente contra la integridad moral (la autoidentificación del individuo que le proporciona su equilibrio personal).

Se trata de **conductas abusivas y reiteradas** de origen externo o interno a la empresa o institución, que se manifiestan en particular mediante comportamientos, palabras, actos intimidatorios, gestos, maneras de organizar el trabajo o escritos unilaterales, etc., que tengan por objeto o puedan **dañar la personalidad, la dignidad o la integridad física o psíquica de un trabajador en el desempeño de sus funciones**, poner en peligro su empleo o crear un entorno intimidatorio, hostil, degradante u ofensivo.

En diferentes países recibe diferentes definiciones, pudiendo encontrarlo como:

- *Harcelement moral*: como acoso moral, en Francia.

- *Bullying*: tiranizar, en Inglaterra.

- *Mobbing*: molestar, acosar, en Estados Unidos.

- *Murahachibu*: ostracismo social, en Japón.

- *Assedio moral*: forma de psicoterror en el trabajo, en Brasil.

Debemos recordar que en términos de Acoso Laboral, el jefe está convencido de que las **relaciones de trabajo** se entablan **con recursos humanos** y no con seres humanos, y que los recursos son **cosas que pertenecen a la empresa**. Sería el primer intento de cosificar al hombre, al convertirlo en un recurso más, disponible para las necesidades de su empresa por el solo hecho de que la relación entre la empresa y el trabajador se inclina siempre a favor del poder de mando y de dirección del empleador, y el trabajador está en estado de subordinación o dependencia de dichas relaciones.

- **Mobbing**: Este término, también llamado en nuestro entorno *psicoterror*, *acoso*, *hostigamiento* o *persecución laboral*, fue introducido por primera vez por el psicólogo sueco Heinz Leymann en 1.984, para referirse a una situación de "*terror psicológico en el trabajo, que implica una comunicación hostil y amoral, dirigida de manera sistemática por una o varias personas, casi siempre contra una persona que se siente acorralada en una posición débil y* *a la defensiva*". Dicho terror debe de comprender al menos una de las 45 formas de comportamientos amorales descritos por el Test de dicho autor, es decir, el Leymann Inventory of Psychologial Terrorization (*LIPT*), y debe de ejercerse al menos **una vez por semana** y durante un período mínimo de **6 meses** [44].

Por su parte, la Unión Europea lo describió, en 2.001 como "*comportamiento negativo entre compañeros o entre superiores e inferiores jerárquicos, a causa del cual el afectado es objeto de acoso y ataques sistemáticos durante mucho tiempo, de modo directo o indirecto, por parte de una o más personas, con el objetivo y/o el efecto de hacerle el vacío*".

Según la Encuesta de la Fundación Europea para la mejora de las condiciones de vida y de trabajo, realizada en 1.997, puede afectar cada año a 12 millones de empleados europeos, con una tasa de incidencia del 10 % en las personas con contratos temporales. De ellos, el **5,5 %** corresponden a **España** (nada menos que **600.000** personas).

Se trata de un fenómeno que afecta especialmente a los empleados del sector público, destacando los profesionales de la sanidad, los de los servicios sociales, los hospitalarios, los de la enseñanza y los postales; frecuentemente los **agresores** son **empleados jóvenes** que **maltratan** a **empleados mayores de 40 años**.

Como podemos apreciar en la Tabla 1, el hostigamiento psicológico laboral **se ejerce** especialmente a través de **4 mecanismos**: manipulación de la comunicación del hostigado, manipulación de la reputación del hostigado, manipulación del trabajo del hostigado y manipulación de las contraprestaciones laborales.

Tabla 1.– Formas de expresión del Mobbing.	
Manipulación de la comunicación del hostigado:	– Negación de la información concerniente al puesto de trabajo, como las funciones y responsabilidades, los métodos de trabajo: la cantidad, calidad y plazos del trabajo a realizar. – Comunicación hostil explícita, con críticas y amenazas públicas. – Comunicación hostil implícita, como la negación de la palabra o el saludo.
Manipulación de la reputación del hostigado:	– Realización de comentarios injuriosos, con ridiculizaciones públicas, relativas al aspecto físico o las ideas o convicciones políticas o religiosas. – Realización de críticas sobre la profesionalidad del hostigado. – Acoso sexual del hostigado.
Manipulación del trabajo del hostigado:	– Asignación de sobrecarga de trabajo – Asignación de trabajos innecesarios, monótonos o rutinarios. – Asignación de tareas de cualificación inferior a la de la víctima (shunting). – Asignación de demandas contradictorias o excluyentes. – Asignación de demandas contrarias a la moralidad del hostigado. – Negación de la asignación de tareas. – Negación de medios de trabajo.
Manipulación de las contraprestaciones laborales:	– Discriminación en el salario, en los turnos, jornada o en otros derechos. – Discriminación en el respeto, el rango o el protocolo.

Asimismo, como se puede observar en la Tabla 2, en el **desarrollo** del mobbing podemos apreciar la presentación de **4 fases diferenciadas**, cuyo desarrollo y duración puede variar en función de la reacción del individuo hostigado:

1. *Fase de conflicto*: en la que las partes entran en contradicción y comienzan las agresiones, que pueden seguirse de denuncias o de reclamaciones.

2. *Fase de mobbing o de estigmatización del hostigado*: que suele durar un promedio de 1,3 años, en la que comienzan a desarrollarse las actitudes manipuladoras de la comunicación, de la reputación y del trabajo del afectado.

3. *Fase de intervención de la empresa*: en la que podemos observar medidas positivas o negativas hacia el hostigado, en función de la cultura y la concienciación de la dirección de la empresa sobre este fenómeno, que no acabarán siendo resolutivas, y que pueden ser acompañadas de algunos períodos de Incapacidad Transitoria (*IT*).

4. *Fase de marginación o de exclusión de la vida laboral del hostigado*: en la que el trabajador compatibiliza su trabajo con largos períodos de IT y que puede derivar en situaciones enquistadas, que acaban con despidos, expedientes disciplinarios o, en el mejor de los casos, en jubilaciones por Invalidez Permanente (*IP*).

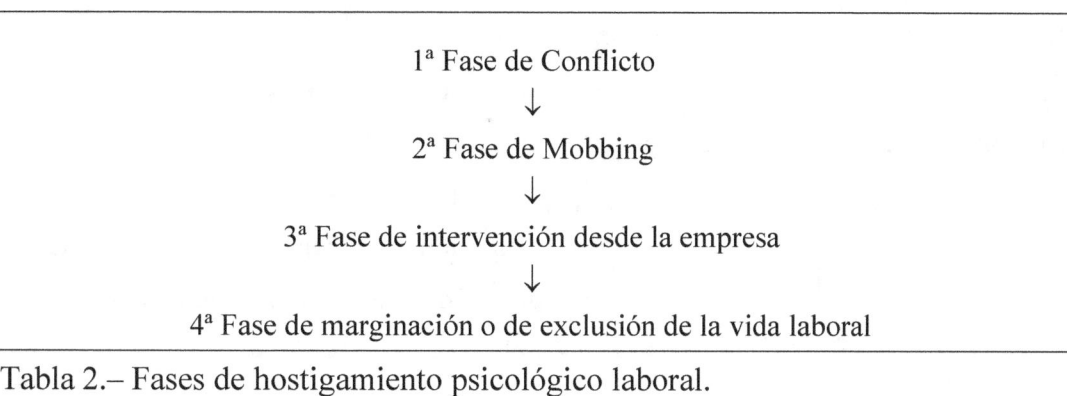

| 1ª Fase de Conflicto |
| ↓ |
| 2ª Fase de Mobbing |
| ↓ |
| 3ª Fase de intervención desde la empresa |
| ↓ |
| 4ª Fase de marginación o de exclusión de la vida laboral |
| Tabla 2.– Fases de hostigamiento psicológico laboral. |

Por lo que respecta a las **consecuencias**, como podemos apreciar en la Tabla 3, cabe situarlas en **4 planos**: en el de las repercusiones para el trabajador hostigado; en el que afecta a su núcleo familiar; en el que afecta al ambiente laboral; y en el de la comunidad social de los trabajadores. Como muestra de las graves consecuencias que pueden derivarse del Mobbing, podemos señalar que en los países nórdicos, como Suecia, donde el fenómeno se ha estudiado en profundidad, se estima una prevalencia del 3,5 % entre la población trabajadora, y que este fenómeno puede ser la causa del 15 % de los suicidios de la población general.

En cuanto al diagnóstico del mobbing, señalaremos que el método más adecuado para valorar la existencia de mobbing en el **plano individual** es la **entrevista psicológica personal**, y que en el **plano colectivo** el método mas utilizado para valorar el nivel de mobbing en una organización es el **Test de Leymann**, el LIPT, que puede ser complementado por el Test de Salud Total de T.S. Langner (*TST*), de 1.962, así como el Cuestionario General de Salud de Goldberg (*G.H.Q.*), de 1.972.

Tabla 3.– Consecuencias del Mobbing.		
Para el trabajador:	– Psiquiátricas	– Sentimientos de fracaso, impotencia y frustración. – Disminución de la estima personal – Ansiedad – Depresiones, tendencias paranoicas, suicidio – Somatizaciones, como disminución de la libido – Fobia social
	– Físicas	– Somatizaciones diversas
	– Sociales	– Fobia social
Para la familia:		– Alteraciones de la vida familiar – Separaciones familiares
Para el ambiente laboral:		– Alteraciones del clima laboral – Disminución de la calidad y cantidad del trabajo – Aumento del absentismo – Aumento de la siniestralidad
Para la comunidad:		– Disminución de la fuerza de trabajo – Aumento de la morbilidad y siniestralidad – Aumento de las pensiones de Invalidez

El LIPT intenta explorar la percepción de algunas de las 45 actitudes o conductas constitutivas de mobbing, que pueden ser agrupadas bajo las siguientes agresiones:

a) Ataques a la víctima con medidas organizacionales.

b) Ataques a las relaciones sociales de la víctima con aislamiento social.

c) Ataques a la vida privada de la víctima.

d) Violencia física.

e) Ataques a las actitudes de la víctima.

f) Agresiones verbales.

g) Rumores sobre la reputación de la persona.

Por último, es preciso indicar que el trastorno psicopatológico más frecuentemente provocado por el mobbing es el trastorno por estrés postraumático.

– **Alteración de Ritmos Biológicos**: Es el estrés que se produce al alterar las constantes biológicas determinadas por el ritmo circadiano determinado a su vez por las secreciones hormonales, los ciclos del sueño y el ritmo metabólico. Requiere un alto esfuerzo adaptativo,

ACTIVIDAD
ESFUERZO

	Adrenalina + + Cortisol – –	Adrenalina + + Cortisol +
EUFORIA EUTRÉS		MALESTAR DISTRÉS
	Adrenalina – Cortisol –	Adrenalina + Cortisol + +

RELAJACIÓN
OCIO
PASIVIDAD

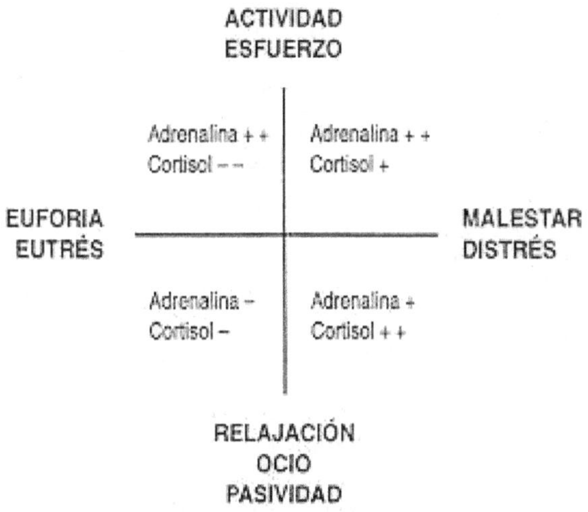

Figura 17.- Secreción hormonal.

generando irritabilidad, disminución de la concentración, trastornos del sueño, fatiga y ansiedad, entre otros problemas. Se presenta en trabajadores nocturnos, pilotos de líneas aéreas y azafatas, controladores aéreos, personal de sanidad, personal de seguridad, trabajadores del transporte, diplomáticos, atletas profesionales, etc. (Figuras 17, 18 y 19).

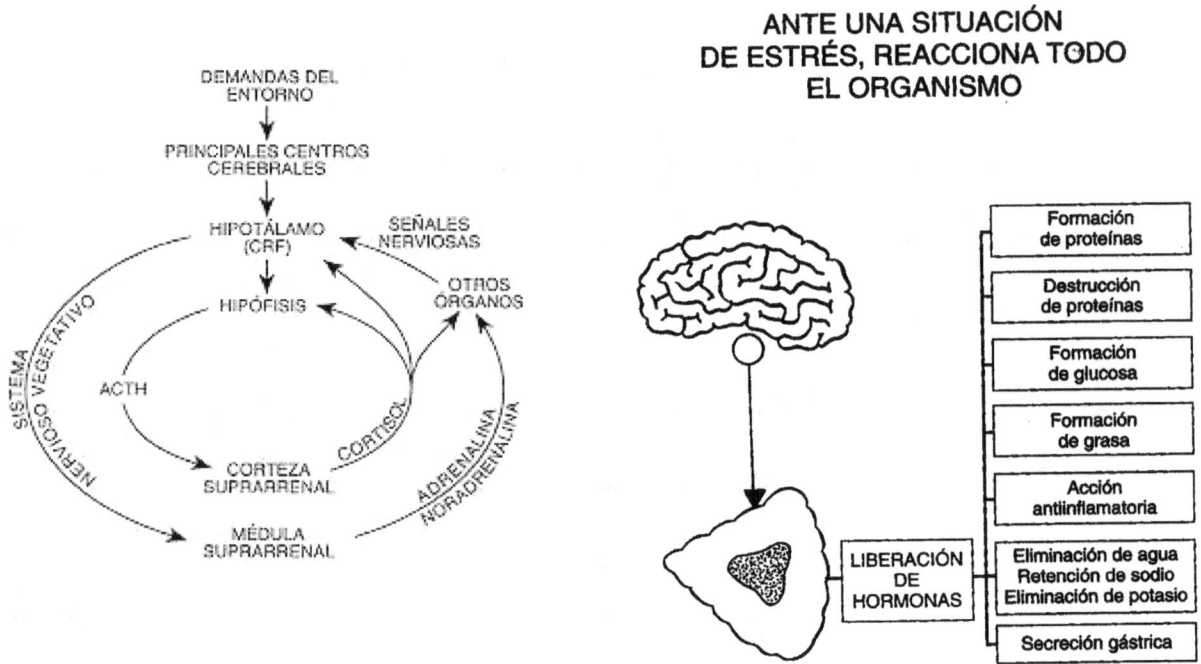

Figura 18.- Reacción del organismo ante un estresor.

– **Responsabilidades y decisiones muy importantes**: Es el estrés del personal jerárquico o con grados de responsabilidad. Se debe a responsabilidades numerosas y variables, trabajo intelectual excesivo, tensión psicológica continua, inseguridad laboral, competencia, búsqueda de la eficacia, marcha contra reloj, adaptación a situaciones nuevas y datos inestables.

Es frecuente que quienes lo padecen acumulen factores de riesgo e inadecuación familiar y social por falta de tiempo y agotamiento físico. Este tipo de estrés genera agotamiento, fatiga, manifestaciones psicosomáticas, trastornos del sueño, disminución del deseo sexual, impaciencia, pérdida de la iniciativa.

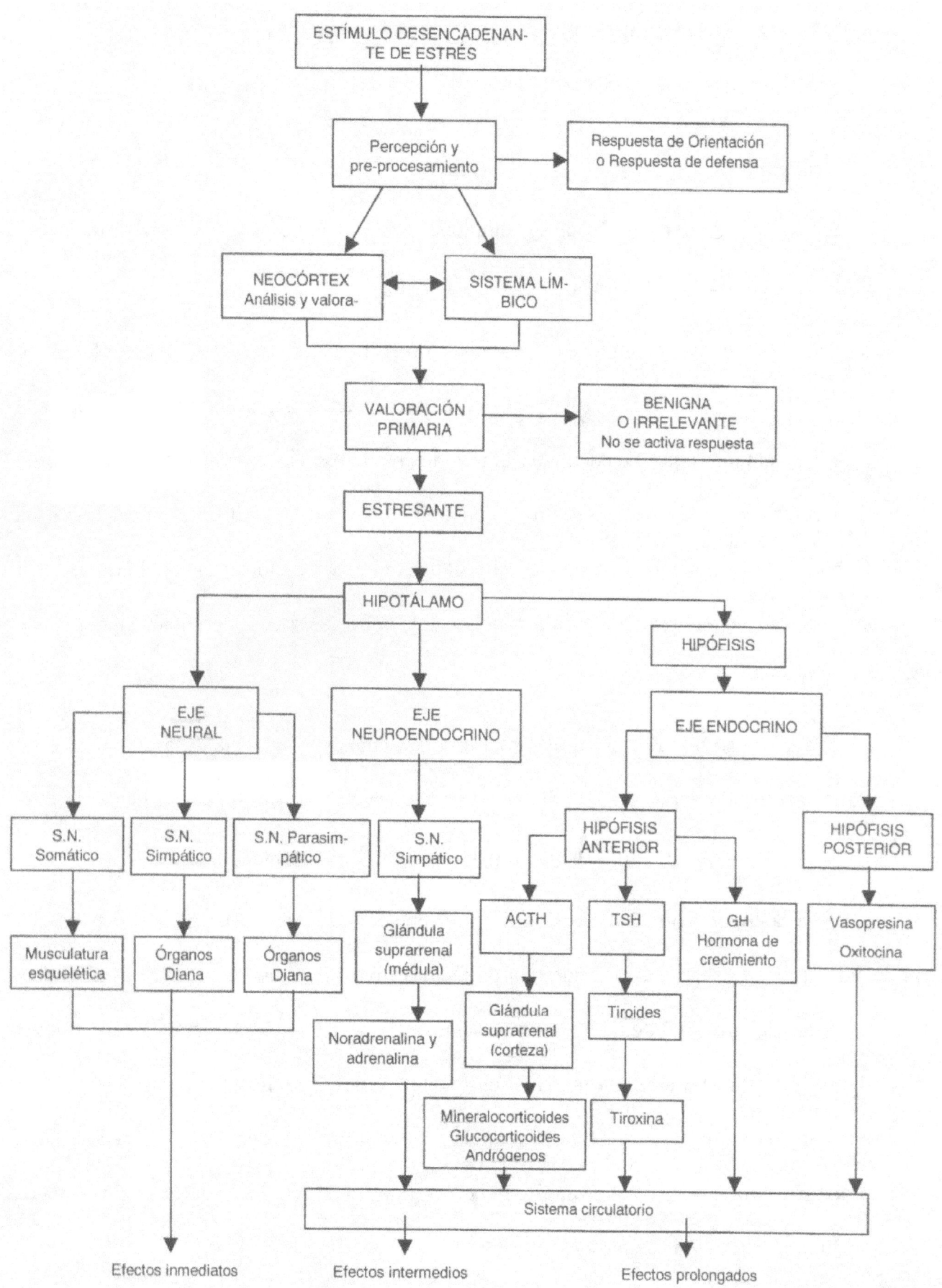

Figura 19.- Una visión global de los efectos biológicos del estrés.

MANIFESTACIONES DEL ESTRÉS LABORAL

Las consecuencias psicológicas derivadas del estrés laboral aparecerán de forma inmediata (**Trastorno por Estrés Agudo**) o se presentarán algún tiempo después (**Trastorno por Estrés Crónico**), limitando en cualquier caso el funcionamiento posterior del soldado de manera objetiva.

Existen distintas posibilidades de **Estrés Agudo** en el ámbito laboral. Según el modelo interactivo del estrés de Lazarus [28], que el estrés sea agudo significa que la discrepancia entre las demandas que exceden o desbordan los recursos ocurre de forma súbita, pero no es necesario que el estresor sea un acontecimiento de excepcional intensidad, fuera del ámbito de las experiencias habituales, si produce una reactivación emocional que da lugar a una focalización atencional de la conciencia y del trabajo de elaboración mental o de mentalización.

El **Trastorno por Estrés Agudo** se presentará cuando la persona desarrolle síntomas, tras haber estado expuesta a un factor estresante traumático (no necesariamente de gran intensidad), durante un **mínimo 2 días pero no más de 4 semanas**.

El **Trastorno por Estrés Crónico** se presentará cuando la persona desarrolle síntomas, tras haber estado expuesta a un factor estresante traumático de gran intensidad, tras un **período de latencia** mayor a 1 mes, y que no suele ser mayor de **6 meses** (entonces sería de **inicio demorado**, y obliga a planificar **seguimientos psicológicos aún años después del evento traumático**). Este trastorno, que constituye el denominado **Trastorno por Estrés Postraumático** (*TEPT*), puede a su vez ser **Agudo** (si dura menos de 3 meses), o **Crónico** (más de 3 meses).

El diagnóstico del TEPT es muy difícil, ya que el término en sí mismo es multidimensional y complejo. Las características del trauma, de la persona y del contexto influyen en la posibilidad de padecerlo, llegando a aparecer hasta en el 15 % de los afectados por una situación estresante.

El concepto de situación traumática tiene sus orígenes conocidos en la *Odisea* de Homero, en la que se encuentran penosas descripciones de los guerreros sobre sus reacciones de intenso terror, con gran agitación, parálisis conductual, desorientación y otros trastornos que experimentaron durante las batallas, y en otras situaciones amenazadoras para sus vidas [45].

Aunque los trastornos traumáticos pueden producirse en respuesta a una gran variedad de estresores graves, inicialmente se manifestaron como reacciones psicológicas extremas al estrés del combate. Hasta entonces las respuestas que presentaban los supervivientes de conflictos bélicos habían sido etiquetadas de muy diversas formas; así, debido a los síntomas cardíacos durante la Guerra Civil Americana se le denominó *corazón del soldado* [46]. Otros términos diagnósticos utilizados para referirse a un cuadro clínico polimorfo como es el TEPT fueron los de *shock de las bombas* (I Guerra Mundial), *reacción de estrés de combate, neurosis de guerra* (II Guerra Mundial), *fatiga de batalla, choque del obús, Neurosis Traumática, síndrome Post–Vietnam, conmoción por bombardeo, parálisis del campo de batalla*, etc.

El TEPT fue constituido como entidad clínica en los años 80, cuando el Manual Diagnóstico y Estadístico de los Trastornos Mentales (DSM–III) lo reconoció como una entidad diagnóstica diferenciada, categorizándolo como un trastorno de ansiedad con la presencia de ansiedad persistente, hipervigilancia y conductas de evitación fóbica [47]. Con el DSM también se unificarían una serie de categorías previas, como cuadros psicotraumáticos observados en víctimas de accidentes (ferrocarril y laborales), secuelas psicotraumáticas de los campos de concentración, atentados terroristas, etc. [48, 49, 50]

Huir, rehusar el combate, temblar como un azogado o quedarse inerte, eran actitudes condenadas por los ejércitos como muestras de cobardía hace menos de 70 años. Hombres del ejército británico cuyos síntomas se pueden reconocer hoy como los de auténtico *derrumbamiento psiquiátrico* fueron fusilados por deserción durante los 2 primeros años de la I Guerra Mundial, y el temor a la pena capital produjo multitud de *síntomas de conversión histérica*. El ejército británico finalmente se reconcilió con el hecho inevitable del derrumbamiento de muchos soldados inventando la noción de *conmoción por bombardeo*, y trató a los soldados afectados en lo que se llamó hospitales N.Y.D.N. (Not Yet Diagnosticated, Nervous; esto es, No Diagnosticado Todavía, Nervioso) [2].

Si en la II Guerra Mundial las bajas psicológicas aparecían de los 24 a los 30 días de combate, en la Guerra de Yom Kippur, de 1.973, las bajas psicológicas aparecían ya a las 24 horas de combate [51]. Los árabes atacaron Israel siguiendo esta doctrina, logrando provocar 1.500 bajas los primeros 3 días de conflicto, de las cuales 900 se debieron al *estrés de batalla* [52].

Los ejércitos del hoy disuelto Pacto de Varsovia tenían una doctrina táctica destinada a provocar la *parálisis del campo de batalla* sobre el adversario, orientado a lograr, tras un bombardeo masivo de 10 minutos, hasta un 25 % de bajas; los soldados enemigos, incapaces de reaccionar permanecían inmóviles el tiempo suficiente para alcanzar y luego capturar sus defensas antitanques y posiciones de ametralladoras.

Actualmente, el TEPT sigue asociándose a los combatientes en conflictos bélicos. Así, en Gran Bretaña más de 250 excombatientes aquejados de este trastorno y que participaron en misiones de combate en el Golfo, en Bosnia, en las Malvinas o en Irlanda del Norte, han presentado demandas judiciales contra el Ministerio de Defensa y reclaman indemnizaciones, ya que afirman que no fueron diagnosticados ni tratados, que nunca fueron prevenidos de las posibles consecuencias ni de la existencia del TEPT. Lo cierto es que hasta 264 excombatientes de las Malvinas se han suicidado, cuando el número oficial de muertos en combate fue de 255. Es más, durante el Programa de Valoración Médica del Ministerio de Defensa Británico en la Guerra del Golfo Pérsico se observó que al menos un 19 % de los 1.000 veteranos examinados padecían de una enfermedad que requería tratamiento psiquiátrico, y que en más del 50 % de los casos el diagnóstico era TEPT [53].

Sin embargo, está demostrado que los militares en misión de paz sufren tanto o más que los soldados que combaten. Así, hasta un 20 % de las tropas de paz canadienses que estuvieron en Ruanda padecen de TEPT, y muchos de ellos salieron de ese país tremendamente afectados y con tendencias suicidas. En la misión de paz de Somalia, por otro lado, el impacto que les producía a las tropas la exposición a los somalíes moribundos fue el factor estresante más intenso, mayor aún que los combates [54, 55].

Durante la Afganistán National Support Element II (ANSE II) la propia población local demandante de ayuda sanitaria puede llegar a ser un foco de agresión, ya sea por motivaciones religiosas, culturales o simplemente por la angustia. Hasta el punto de que el botiquín humanitario creado en el pueblo de Shina (Figura 20) tuvo que cerrarse tras las amenazas de muerte recibidas tras atender a niñas y mujeres en igualdad de condiciones que a los hombres.

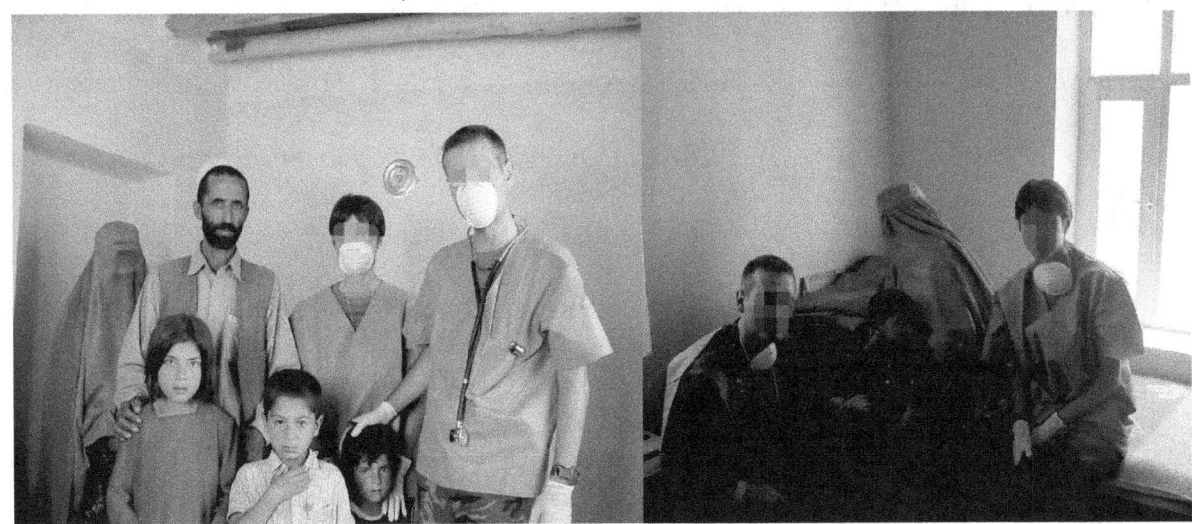

Figura 20.- Botiquín de ayuda humanitaria, Shina (Afganistán), 2.002.

Estas misiones humanitarias normalmente se desarrollan en países donde cualquier civil posee un arma, por lo que el peligro puede aparecer en cualquier momento (Figura 21); un ejemplo de militares expuestos directamente a este peligro son los equipos TEDAX, junto a los que van, realizando su labor sanitaria de apoyo, los servicios médicos españoles (Figura 22).

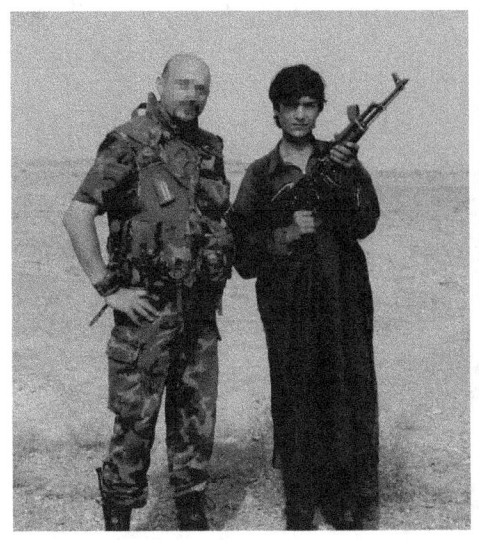 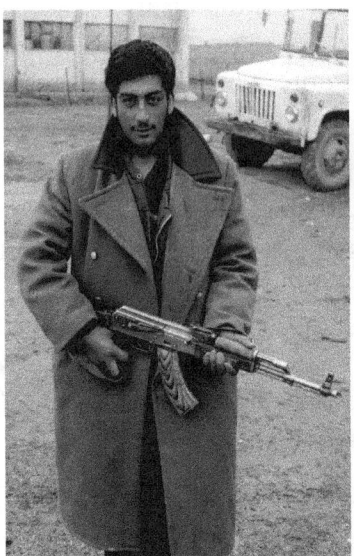 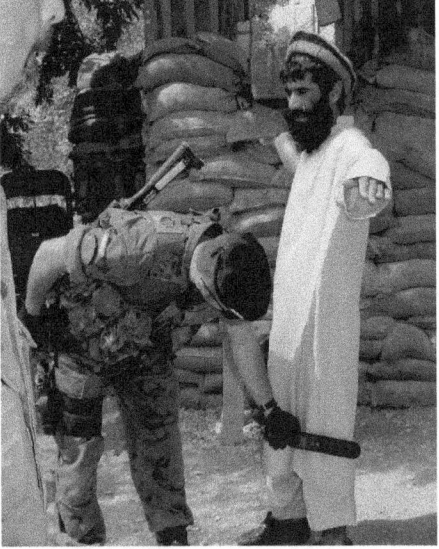

Figura 21.- La población civil suele portar armas, por lo que los Controles son constates.

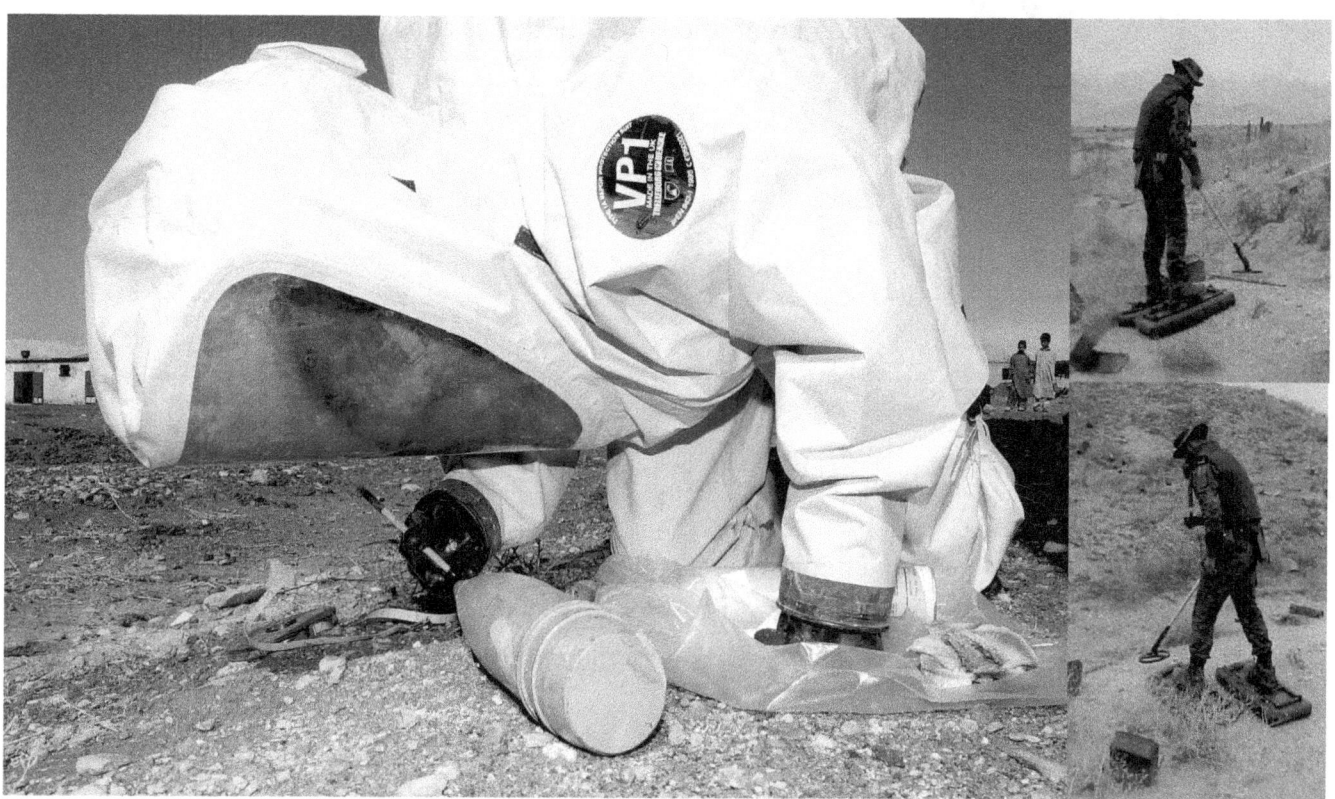

Figura 22.- Tedax trabajando. Afganistan, 2.002.

Con respecto a las características del hecho traumático, tienen **más posibilidades de desarrollar un TEPT** quienes estén **expuestos a estresores:**

1. Infringidos por la mano del ser humano.

2. Infringidos por familiares directos o personas en las que se debía confiar.

3. Repetidos y reiterativos.

4. Sufridos más tempranamente.

5. Por los que se ha recibido obligación de mantener en silencio.

Por el contrario, los hechos traumáticos que tienen **menos posibilidades** de **generar TEPT** son:

1. Los de carácter natural.

2. No intencionales.

3. Hechos únicos.

4. Sufridos a edad más avanzada.

5. De los que se ha podido hablar libremente.

6. Que tienden a resolverse más benignamente.

Actualmente, algunos autores postulan un nuevo diagnóstico, conocido como **TEPT Complejo** (Complex PTSD) o **Trastorno por Estrés Extremo** (Disorder of Extreme Stress Not Otherwise Specified [*DESNOS*]) para los casos en que la situación traumática se haya producido repetidamente y a lo largo de mucho tiempo, de tal manera que la exposición prolongada al trauma condiciona el desarrollo de la personalidad del individuo. Este sería el caso de situaciones de abuso sexual prolongado, cautiverio, prisioneros de campos de concentración, prisioneros de guerra, víctimas de tortura y de violencia doméstica, abuso físico y emocional, explotación sexual, etc.

Las situaciones descritas van mucho más allá de las consecuencias que puede tener un simple hecho traumático, ya que la degradación de la identidad y de su vida relacional provocan unas alteraciones profundas a nivel cognitivo, perceptual, de la regulación afectiva, en la conciencia, la autopercepción, en la personalidad y la identidad [56].

EPIDEMIOLOGÍA

Los datos sobre los problemas y enfermedades psicosociales en el mundo laboral indican que el estrés afecta a más de 40 millones de personas en los 15 países miembros de la Unión Europea; tan sólo en el sector sanitario, entre un 20 y un 30 % de profesionales refieren padecer **Síndrome de Desgaste Profesional** (*SDP*) o **burnout** ("*síndrome de estar quemado*"). Según algunos estudios, más de 2 millones de españoles se sienten humillados y maltratados en el trabajo. Otra investigación, realizada por la asociación británica Mind, asegura que los problemas laborales causan más depresiones que un divorcio o la muerte de un familiar.

El trastorno de estrés es un trastorno con una prevalencia total en la población general mayor que la esquizofrenia (1–2 %); en muestras de veteranos de Vietnam se reconoce una morbilidad del 15–25 % para el TEPT, y en diferentes estudios se constata que hasta en un 30 % de las víctimas de grandes catástrofes se observa un TEPT. Sin embargo, generalmente es infradiagnosticado tanto por sus propias características clínicas como por un desconocimiento general de este trastorno, quedando camuflado habitualmente tras diagnósticos pertenecientes al espectro afectivo [45].

También destaca una elevada comorbilidad entre los pacientes afectados, sobre todo con problemas relacionados con el consumo de sustancias adictivas, conducta antisocial y trastornos afectivos. Hasta un 80 % de pacientes diagnosticados con TPET tiene al menos un diagnóstico psiquiátrico más, incluyendo trastornos afectivos (26–65 %), de ansiedad (30–60 %), alcoholismo o abuso de drogas (60–80 %), o trastornos de personalidad (40–60 %). La comorbilidad de ambos trastornos empeora el pronóstico, aumentando el riesgo de suicidio. Los pacientes con TEPT pueden tener crisis de angustia espontáneas o relacionadas con situaciones que les recuerdan el estresor. Más difícil es el diagnóstico diferencial con el trastorno facticio y con la simulación, sobre todo por la ausencia de criterios diagnósticos objetivos.

Para conocer cómo afecta el Trastorno por Estrés a los *trabajadores* militares profesionales del Ministerio de Defensa, tanto Mandos como Tropa, recurrí al Proyecto de la Agencia Europea "El Estado de la Seguridad y la Salud en la Unión Europea", Informe Nacional de España, de Junio de 1.999 [57].

Entre las fuentes de información utilizadas en este proyecto están la III Encuesta Nacional de Condiciones de Trabajo (1.997), las Estadísticas Oficiales: Estadísticas de Accidentes de Trabajo y Enfermedades Profesionales, y los datos de la Red Nacional de organismos y entidades relacionadas con la Seguridad y Salud en el Trabajo.

Para valorar los problemas de salud relacionados con el estrés (con datos cuantitativos), se hizo la pregunta: *Últimamente, ¿sufre con frecuencia alguno de los siguientes síntomas?*, con las siguientes respuestas:

- *Sensación contínua de cansancio.*

- *Se nota tenso, irritable.*

- *Le cuesta concentrarse, mantener la atención.*

- *Le cuesta acordarse de las cosas u olvida las cosas con facilidad.*

Se indica que **uno de los 5 sectores con el máximo riesgo** es el de la Administración pública, **DEFENSA** y seguridad social obligatoria.

Para valorar el absentismo por causas relacionadas con el trabajo (con datos cuantitativos), se hace referencia a *"Días del calendario laboral perdidos por causa de accidentes de trabajo"*. Nuevamente, se indica que **uno de los 5 sectores con el máximo riesgo** es el de la Administración pública, **DEFENSA** y seguridad social obligatoria.

Dado lo antiguo de estos datos, de hace ya más de 6 años, y debido al constante cambio existente en las FAS, me he planteado realizar una nueva **Encuesta** para conocer el **estado de Estrés Laboral en el Ejército Español** en la actualidad (Anexo I). Para ello he desarrollado un cuestionario y he solicitado permiso a mis superiores jerárquicos para poder pasarlo a los militares profesionales; a día de hoy no he recibido contestación al respecto, pero aún así he desarrollado teóricamente el estudio necesario:

MATERIAL Y MÉTODOS

Para valorar el grado de satisfacción y de estrés laboral de los militares profesionales he planteado un estudio en el que los militares profesionales serán encuestados en su lugar de trabajo, merced a cuestionarios que exploran estas dimensiones. La encuesta se realizará por medio de los botiquines de las *BAE's*, enfatizando en todo momento la voluntariedad de la contestación y su anonimato. Las encuestas se enviarán a dichos centros una vez obtenidos los permisos pertinentes, tomando en consideración las encuestas contestadas en los 2 meses posteriores a su envío.

Primero, se pretende valorar la **idoneidad de las escalas utilizadas**, analizando su validez y fiabilidad [58, 59]. Como medida de la *validez de contenido* se realizará una evaluación cualitativa del contenido de los instrumentos de medida. La *validez de* *constructo* se estimará mediante la técnica del análisis factorial de componentes principales con rotación Varimax. La técnica Alpha de Cronbach y la de la división por mitades se utilizarán para estimar la fiabilidad de los instrumentos. Debido al anonimato no se podrán establecer estimaciones de la estabilidad temporal de las medidas (fiabilidad test–retest).

Segundo, se determinará el **grado de satisfacción y de estrés laboral**, así como las principales fuentes de estrés de los militares profesionales. Se considerarán como variables independientes: sexo, edad, estado civil, empleo, localidad donde se desarrolla el trabajo y tiempo en ese destino.

Como variables dependientes se considerarán: la puntuación que obtenga cada sujeto en las escalas de medida. Se utilizarán en el análisis de los datos tanto técnicas bivariantes (paramétricas: correlación de Pearson, Student–Fisher, análisis de variancia con comparaciones a posteriori mediante test Scheffe) como multivariantes (regresión múltiple).

Con la finalidad de unificar la interpretación de la puntuación obtenida en cada factor, ésta será el equivalente a la suma simple de las puntuaciones de los ítems que lo componen, dividido por el número de ítems. Los valores oscilarán entre 1 y 5. En el cuestionario de satisfacción y estrés laboral se seguirá en todos los casos el criterio de **valorar** las **respuestas** de los sujetos de **forma positiva**, de tal modo que las **mayores puntuaciones** denotarán **mayor satisfacción**, esto es, un **menor nivel de estrés**.

- **Cuestionario de satisfacción y estrés laboral**: para establecer las dimensiones que se debían explorar como componentes de la satisfacción y del estrés laboral se revisaron los trabajos de Smith et al. [60]; Cross [61]; Warr,

Cook y Wall [62]; Lichtenstein [63], Aranaz, Mira y Rodríguez [64] y J.J. Mira et al. [65]. Se seleccionó el Cuestionario Font Roja [64] como base, aunque fue adaptado a las condiciones de la vida militar, pasando a denominarlo ***FR–Ejército***.

– **Inventario de fuentes de estrés**: como punto de partida utilicé el Inventario de Fuentes de Estrés en los Médicos Generales (*MG*) elaborado por Cooper, Rout y Faragher [66], adaptando los ítems y, a continuación, seleccionando aquellos que mejor determinaban en el entorno militar las fuentes de estrés para los militares profesionales. El inventario de fuentes de estrés que se utilizará quedó configurado por 14 ítems, pasando a denominarse Inventario ***EjEspañol***.

– Sujetos de estudio: se encuestarán tantos militares profesionales como sea posible, sobre el total de fuerzas existentes.

RESULTADOS PREVISTOS

– **Cuestionario de satisfacción y de estrés laboral**: se eliminarán aquellos ítems que presenten una baja correlación con la puntuación total, buscando una elevada consistencia interna. Se ha planificado asociar los resultados de la varianza en al menos 7 factores que la expliquen en función de los ítems a los que representan:

  - *Factor 1*: **Satisfacción en el trabajo**: contendrá aquellos ítems que denotan que el militar profesional se encuentra satisfecho con lo que hace, tiene la idea de que está siendo útil y de que obtiene reconocimiento por lo que hace.

- *Factor 2*: **Presión en el trabajo**: en referencia a la sensación que el militar profesional tiene con respecto a la relación tiempo y carga de trabajo.

- *Factor 3*: **Relación personal en el trabajo**: en referencia al nivel de satisfacción que provoca en el militar profesional la calidad y cantidad de las relaciones sociales en el trabajo.

- *Factor 4*: **Distensión en el trabajo**: capacidad para desconectar del trabajo y sensación de poder hacer la tarea quedarán incluidos en este factor.

- *Factor 5*: **Adecuación para el trabajo**: en referencia a la sensación que el militar profesional posee de estar plenamente capacitado y desempeñar el trabajo que por condición y preparación merece.

- *Factor 6*: **Control sobre el trabajo**: en referencia a la posibilidad de organizar el propio trabajo, aprender cosas nuevas y no verse alterado en el desempeño de su profesión.

- *Factor 7*: **Variedad de la tarea**: en referencia a la sensación que puede tener el militar profesional de que el trabajo no varía de un día para otro. Tiene un aspecto positivo ya que no debe emplearse a fondo, y un aspecto negativo ya que la monotonía causa insatisfacción.

– **Inventario de fuentes de estrés**: se eliminarán aquellos ítems cuya correlación con la puntuación total sea baja (en principio, y de manera teórica siguiendo a otros autores, < de 0.4), y se analizará el valor Alpha de Cronbach para la versión resultante.

– **Satisfacción y estrés laboral**: clásicamente, los factores que promueven un nivel mayor de satisfacción y menor de estrés entre los trabajadores son, en orden de importancia, los siguientes: relación social en el trabajo, satisfacción laboral intrínseca, distensión en el trabajo, variedad en el trabajo, independencia–autonomía para organizar el propio trabajo, adecuación para la tarea y un nivel de presión en el trabajo aceptable para el sujeto. Y se tratará de determinar si para los militares profesionales se dan estos mismos factores.

Por último, mediante regresión múltiple se analizará la capacidad de los ítems del Inventario EjEspañol para predecir las puntuaciones en los factores del Cuestionario FR–Ejército.

DISCUSIÓN

Espero que tanto el Cuestionario FR–Ejército como el Inventario EjEspañol se presenten con una estructura psicométrica adecuada, muy pareja a sus versiones originales. No obstante, estos instrumentos deberán ser utilizados en muestras diferentes para garantizar su utilidad (esta tarea ha quedado pendiente ya que no sólo excede mis objetivos iniciales, sino que dado lo difícil de lograr éste, parece imposible).

En comparación con otros cuestionarios, tanto el Cuestionario FR–Ejército como el Inventario EjEspañol buscan lograr una elevada consistencia interna, sencillez y facilidad de administración, si bien es cierto que algunos aspectos que inciden en la satisfacción laboral no están incluidos en el Cuestionario FR–Ejército (como es el caso en lo referente a material y equipos).

Otro dato previo a la discusión de los resultados que merece consideración es la tasa de respuesta. Aun cuando siempre son deseables tasas de respuesta muy elevadas, no es menos cierto que tasas superiores al 40 % son difíciles de lograr en nuestro país. En este caso, se espera que el volumen de respuesta sea sino superior a otros estudios si elevado dadas las peculiaridades de nuestro medio [67, 68, 69].

En cuanto a los niveles de satisfacción y de estrés laboral, son los factores motivadores hacia el trabajo, por encima de los clásicamente considerados como factores higiénicos del trabajo, los que suelen ser más valorados. Espero que esto quede también comprobado con la presente encuesta.

Un dato de interés para el presente estudio es cómo serán percibidas por varones y mujeres las condiciones laborales. Otros estudios sugieren que para los trabajadores varones el trabajo resulta independiente de sus obligaciones domésticas, aspecto que es vivido de forma distinta por las trabajadoras, que comparten responsabilidades del trabajo y del hogar [70]. Estos resultados merecen posteriores análisis, especialmente considerando el incremento de mujeres en las FAS.

En cualquier caso, antes de nada sería necesario poder realizar la encuesta para comprobar y analizar los resultados que arroje, y así dejar de hablar de hipótesis.

CLÍNICA

Existen diversos síntomas que manifiestan la presencia del estrés, como son:

- Enfermedades cardiovasculares (Figura 23).

- Insomnio y pesadillas.

- Fatiga física y metal.

- Irritabilidad y agresividad.

- Falta de concentración y memoria.

- Apatía.

- Abuso de café o té, alcohol, tabaco.

- Falta de apetito, etc.

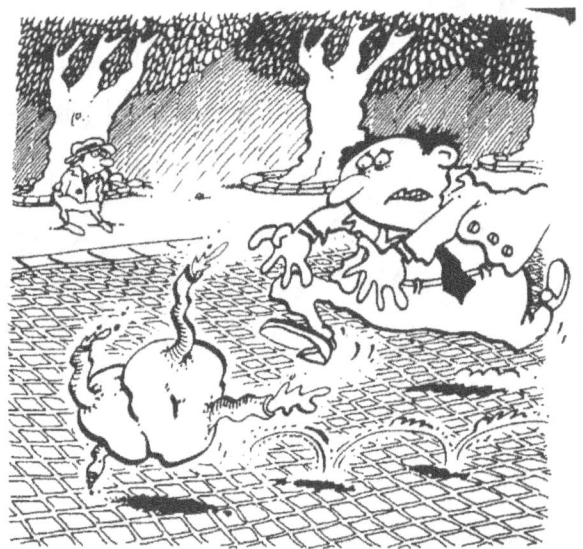

Figura 23.- Corazón y estrés.

El estrés es un conjunto de *mecanismos* potencialmente patógenos, que pueden clasificarse en los siguientes 4 epígrafes, y que suelen ser concomitantes y estar íntimamente interrelacionados:

- En la *esfera emocional*: Se incluyen aquí reacciones de **Ansiedad y Depresión**, sentimientos de desesperanza y de desamparo. Cuando se ven expuestos a factores de estrés relacionados con el trabajo, muchos trabajadores reaccionan de esta manera. Si es intensa la exposición a un estresor, si se repite con frecuencia o es de gran duración, y si el trabajador es vulnerable a tal exposición, sus reacciones emocionales se verán influidas en consecuencia. La ansiedad o depresión temporal se hace más profunda o duradera, y puede convertirse en enfermedad. Además, semejante estado anímico puede hacer que aumente la propensión del trabajador a considerar que sus condiciones de trabajo son nocivas, y que sus reacciones a ellas son un indicador de enfermedad.

– En la *esfera del comportamiento*: La exposición a factores de estrés, relacionados o no con el trabajo, puede desencadenar comportamientos nocivos para la salud. Algunos trabajadores recurren al alcohol para relajarse, empiezan a fumar o aumentan su consumo de tabaco (tabaquismo por estrés). Otros comen en exceso (con lo que aumenta el riesgo de obesidad e, indirectamente, el de enfermedades cardiovasculares y diabetes), buscan refugio en la droga o corren riesgos innecesarios en el trabajo o al conducir. Otra válvula de escape puede ser la conducta agresiva, violenta u otros tipos de comportamiento antisocial. Muchas de estas reacciones pueden llevar a la enfermedad y a la muerte prematura [71].

– En la *esfera fisiológica*: De acuerdo con lo enunciado por Selye, el Estrés provoca en el individuo 2 tipos de respuesta: de afrontamiento o de huida (*fight or flight*). Consecuentemente, el organismo se prepara para luchar o huir. Así se produce un aumento del ritmo cardíaco, del ritmo respiratorio, de la presión sanguínea, se dilatan las pupilas, se tensan los músculos, se produce una vasoconstricción periférica, aumenta la glucemia, se libera adrenalina, noradrenalina, glucocorticoides, etc. (Tabla 4) [26, 24, 27].

– En la *esfera somática*: También pueden producirse manifestaciones somáticas generales diversas, como cansancio excesivo, cefaleas, insomnio y pesadillas, etc. Con frecuencia se van a reexperimentar los acontecimientos estresantes, sea como recuerdos intrusivos, sentimientos desagradables de malestar, etc.

ANSIEDAD

La **Ansiedad** es el estado afectivo al servicio de la supervivencia, en el que el organismo se prepara para la lucha o la fuga. Es un estado afectivo de temor, inseguridad, tensión o alerta que resulta de la anticipación de un peligro, externo o interno. En tanto que atiende un peligro inminente, es un afecto que mira al presente y al futuro.

La ansiedad suele formar parte de las reacciones de estrés de muchos trabajadores. Entre las manifestaciones de la ansiedad se encuentra la *crisis de angustia*, con sus componentes de miedo y desorientación temporoespacial, que aparece al vivir un suceso traumático o inmediatamente después, dura al menos 2 días y se resuelve en el plazo de 1 mes. Las manifestaciones clínicas de la Ansiedad patológica aparecen recogidas en la Tabla 5 [7, 72].

El **TPET**, que ha sido clasificado como un **trastorno de ansiedad** [47], ya que el denominador común y síntoma predominante es la ansiedad, cursa con [73]:

- **Reexperimentación** del acontecimiento, en forma de recuerdos intrusivos, pesadillas, sensación de que el suceso vuelve a ocurrir (incluyendo alucinaciones disociativas, flashbacks).

- **Conductas de evitación** (de ideas, personas o lugares), **amnesia psicógena** del episodio (total o parcial).

- Sensación de **embotamiento emocional** (pérdida del interés, arreactividad emocional, desapego del entorno, sensación de un futuro desolador).

- Síntomas de **hiperalerta** (insomnio, irritabilidad, hipervigilancia, dificultad de concentración).

Tabla 5.– Manifestaciones de Ansiedad.
– Síntomas autonómicos:
• Palpitaciones.
• Sudación.
• Temblores o sacudidas de los hombros.
• Sequedad de boca.
– Síntomas en el pecho y abdomen:
• Dificultad para respirar.
• Sensación de ahogo.
• Dolor o malestar en el pecho.
• Náuseas o malestar abdominal.
– Síntomas relacionados con el estado mental:
• Sensación de mareo, inestabilidad o desvanecimiento.
• Sensación de que los objetos son irreales (desrealización) o de sentirse lejos o "fuera" de la situación (despersonalización).
• Sensación de perder el control, "volverse loco" o de muerte inminente.
• Miedo a morir.
– Síntomas generales:
• Sofocos o escalofríos.
• Sensación de entumecimiento u hormigueo.
– Síntomas de tensión:
• Tensión muscular o dolores y parestesias.
• Inquietud y dificultad para relajarse.
• Sentimiento de estar "al límite" o bajo presión o de tensión mental.
• Sensación de nudo en la garganta o dificultad para tragar.
– Otros síntomas no específicos:
• Respuesta de alarma exagerada a pequeñas sorpresas o sobresaltos.
• Dificultad para concentrarse o sensación de tener la mente en blanco, debido a la preocupación o ansiedad.
• Irritabilidad persistente.
• Dificultad para conciliar el sueño debido a preocupaciones.

Además, puede cursar con ansiedad, depresión, dificultades cognoscitivas y alexitimia, conductas impulsivas o, incluso, autodestructivas, sentimientos de desconfianza o de estar siendo dañado por lo demás, hostilidad, vergüenza, malestar y quejas somáticas, un doloroso sentimiento de culpa, ya sea por haber sobrevivido o por las cosas que tuvieron que hacer para sobrevivir, etc. [74] (Figura 24).

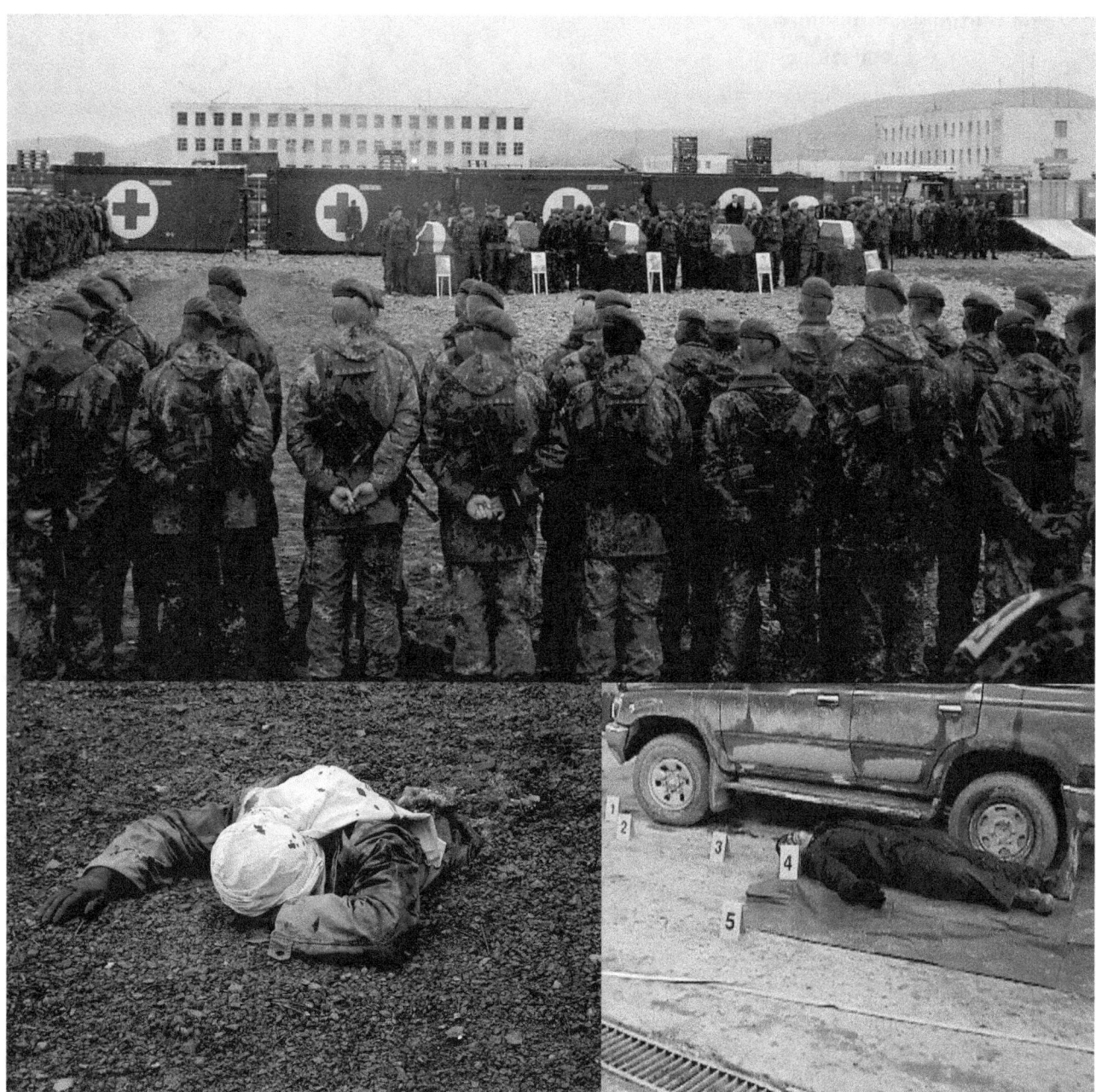

Figura 24.- Los muertos en misiones internacionales como frecuente motivo de estrés laboral.

En general, los soldados con TEPT tendrán mayor probabilidad de desarrollar episodios depresivos mayores, fobias simples o específicas, trastornos por somatización y trastornos relacionados por el uso de sustancias como una manifestación conductual de su desajuste emocional.

DEPRESIÓN

Sin embargo, es importante no sobrevalorar la presencia de la ansiedad como el síntoma predominante, pues generalmente coexiste con **Depresión**, disociación y con síntomas negativos como son el embotamiento afectivo, el retraimiento emocional, un contacto pobre y distante, retraimiento social y/o ausencia de espontaneidad. Entre los síntomas positivos destacan la hiperactividad psicológica, la hostilidad y la suspicacia general.

Los **síntomas depresivos** se pueden agrupar de diferentes maneras. Una manera de clasificarlos es la que diferencia entre síntomas anímicos, síntomas cognitivos, síntomas de desvitalización, síntomas somáticos y síntomas conductuales:

- *Síntomas anímicos*:

    - Disforia o estado de ánimo alterado, destacando la tristeza, el desánimo, el abatimiento, la infelicidad. Este estado de ánimo a veces se expresa a través del aspecto de la persona (facies depresiva) y del llanto.

    - Ansiedad: es un síntoma muy frecuente en el paciente deprimido.

- Anestesia afectiva: en algunos pacientes depresivos graves (melancólicos) se presenta la imposibilidad de sentir tristeza a veces relacionada con el sentimiento de no sentirse vivo.

- *Síntomas cognitivos*:

  - Alteraciones de la atención.

  - Pérdida de la autoestima. Sentimientos de inutilidad

  - Sentimientos de culpa y autorreproches que, en los casos más graves, pueden ser delirantes: el sujeto se acusa de haber arruinado a la familia o de haber causado la muerte de alguien.

  - Desesperanza, pesimismo.

  - Alteraciones del curso y del contenido del pensamiento: pensamiento lento (bradipsiquia) y repetitivo en torno a contenidos depresivos. Consecuentemente, el discurso del paciente también tiene estas características.

- *Síntomas de desvitalización*:

  - Apatía o pérdida de la capacidad de interesarse por las cosas.

  - Anhedonia o pérdida de la capacidad de disfrutar o sentir placer de cosas o actividades anteriormente placenteras.

  - Astenia, cansancio o pérdida de energía.

  - Inhibición psicomotriz y enlentecimiento psicomotor.

– *Síntomas somáticos*:

- Trastornos de la alimentación: la anorexia y la consecuente pérdida de peso es frecuente en los estados depresivos. En algunos casos se puede observar bulimia y aumento de peso.

- Trastornos del sueño: cuando están deprimidos, los pacientes duermen menos y con más dificultades. En algunos casos hay problemas de conciliación del sueño, en otros existe un despertar precoz (insomnio terciario). Son frecuentes las pesadillas. En algunos casos puede presentarse hipersomnia.

- Pérdida o disminución del deseo sexual.

- Otras alteraciones funcionales: sequedad de boca, estreñimiento y diarrea, sudación, algias musculares y articulares, etc.

– *Síntomas conductuales*:

- Conductas autoagresivas o suicidas.

- Inquietud psicomotriz y agitación.

Actualmente se considera que los **síntomas más importantes** para el **diagnóstico** de la depresión son los **síntomas anímicos y de desvitalización** [75]. A continuación, en orden de importancia, están los síntomas cognitivos. Los síntomas somáticos y conductuales son más inespecíficos, presentándose a menudo en el contexto de otros estados o trastornos no específicamente depresivos.

Desde el punto de vista de su **valor diagnóstico**, los síntomas más importantes son:

- La tristeza o desánimo la mayor parte del día, casi cada día, y

- La pérdida de la capacidad de interesarse y de disfrutar de las cosas.

Según el DSM–IV, que es la clasificación que he seguido en este trabajo, constituyen los **síntomas típicos** de un **episodio depresivo mayor**.

A modo de resumen, en la Tabla 6 se exponen las principales diferencias entre Ansiedad y Depresión [76].

Tabla 6.– Diferencias entre Ansiedad y Depresión	
ANSIEDAD	DEPRESIÓN
– Estado de ánimo centrado en el futuro.	– Estado de ánimo centrado en el pasado.
– Actitud hipervigilante.	– Enlentecimiento.
– Mantenimiento de intereses.	– Pérdida global de intereses.
– Comienzo habitualmente precoz.	– Comienzo habitualmente tardío.
– Sin episodios depresivos previos.	– Posibles episodios depresivos previos.
– Frecuentemente rasgos anómalos de personalidad *.	– En general, previa al cuadro, personalidad bien adaptada.
– Curso con frecuentes agravaciones.	– Curso fásico.
– Sin ritmo circadiano.	– Tendencia a agravación matutina.
– Insomnio de conciliación.	– Insomnio tardío.
– Sueños angustiosos.	– Sueños tristes.
– Conducta suicida muy infrecuente.	– Conducta suicida frecuente.
– Mejoría con ansiolíticos.	– Sin mejoría con ansiolíticos.
*.– Definiríamos los rasgos anómalos de personalidad como aquellos patrones de experiencia interna y de comportamiento caracterizados por su inadaptación e inflexibilidad así como por provocar malestar en el sujeto.	

SÍNDROME DE DESGASTE PROFESIONAL

Aparte de la ansiedad, el estrés provoca el llamado **SDP**, o del trabajador quemado, que hoy en día se reconoce como **accidente laboral**. El SDP es una modificación para referirse al **Síndrome Burnout** expuesto en 1.977 por Maslach y Jackson [77], término que hizo fortuna tras su descripción en 1.974 por Herbert Freudenberger, y que ha llegado a ser muy popular en el ámbito anglosajón, con el mérito de dar cuenta de una realidad sociolaboral [78]. Consiste en una forma de trastorno relacionado con el estrés laboral, un trastorno adaptativo, esto es, un estado patológico por inadecuación de la persona a una situación laboral, y representa un fenómeno psicopatológico crónico [79]. Por tanto, es una "*consecuencia*", una "*variable mediadora*", una "*respuesta al estrés laboral*".

El SDP puede definirse como "*un estado disfuncional y disfórico relacionado con el trabajo, en una persona que no padece otra alteración psicopatológica mayor, en un puesto de trabajo en el que antes ha funcionado bien, tanto a nivel de rendimiento objetivo como de satisfacción personal, en el que ya no puede conseguirlo de nuevo, si no es por una intervención externa de ayuda, o por un reajuste laboral; y que está en relación con las expectativas previas*" [80]. De este concepto podemos diferenciar perspectivas: la clínica (estado al que llega la persona como consecuencia del estrés laboral) y la psicológica (proceso que se desarrolla por la interacción de características del entorno laboral y personales).

Desde un punto de vista clínico, se trata de un síndrome de agotamiento, decepción y pérdida de interés por la actividad laboral, junto con síntomas de ansiedad y de depresión [77]. Mientras que desde el punto de vista psíquico existiría un síndrome de agotamiento emocional, despersonalización y baja realización personal en el trabajo.

Se produce, por tanto, "*una **respuesta inadecuada a un estrés emocional crónico** cuyos rasgos principales son: agotamiento físico y/o psíquico, actitud fría y despersonalización en la relación hacia los demás y sentimiento de insatisfacción* *personal con las tareas que ha de realizar*" [81]. El SDP "*debe ser entendido como una respuesta al estrés laboral que aparece cuando fallan las estrategias funcionales de afrontamiento que suele emplear el sujeto*". Según Cox y cols., junto a los modelos elaborados desde la psicología social y organizacional, el SDP es "*un episodio particular del estrés laboral*".

Para establecer una diferencia entre el SDP, el Acoso Moral y el Mobbing, digamos que tanto el **Acoso Moral** como el **Mobbing** pueden generar Estrés, SDP, e incluso TEPT, por lo que serán **causa**, y el **SDP** es un **resultado**, por lo que es un **síndrome** y por lo tanto una **consecuencia**.

El SDP dispone de test para su detección; Staff Burnout Scale for Health Professional (*SBS–HP*) de Jones, Tedium Measure (*TM*) de Pines; Aronson y Kafry o el Burnout Measure (*BM*) de Pines y Aronson; el Maslach Burnout Inventory (*MBI*) [82].

Podemos establecer **2** tipos de **consecuencias** derivadas del SDP; consecuencias para el **propio profesional** (agitación y debilitamiento, problemas de tipo cardiovascular, dolores no cardiovasculares y problemas de sueño) y consecuencias para la **organización** (satisfacción laboral disminuida, absentismo laboral elevado, propensión al abandono del puesto y/o de la organización o empleo, baja implicación laboral, bajo interés por las actividades laborales, deterioro de la calidad del servicio, aumento de los conflictos interpersonales con supervisores/superiores y compañeros, aumento de la rotación laboral no deseada e incremento de los accidentes laborales).

DIAGNÓSTICO

El médico de los botiquines va constatando, a medida que aumenta su experiencia, la importancia que tiene la psicopatología en su labor diaria. Pero sigue habiendo miedo, más que ignorancia, a diagnosticar. En cuanto a los factores que influyen en el infradiagnóstico de patología mental, pueden dividirse en 3 grupos [83, 84, 85, 86, 87]:

- Características del profesional:

  - Factores personales: falta de motivación o de experiencia.

  - Estilo autoritario.

  - Poca empatía.

  - Técnica de entrevista deficiente o inadecuada: falta de apoyo visual, no clarificar la queja principal, no captar claves de malestar psicológico, no preguntar por síntomas psiquiátricos y sobre circunstancias sociofamiliares, estar tenso, con prisa y con excesiva preocupación por tomar notas.

  - Interrupciones. Demasiadas preguntas cerradas. Preguntas teóricas, no adecuadas al paciente.

  - Dificultad para captar claves de sufrimiento psicológico (verbal y no verbal)

- Características del sistema sanitario y del marco asistencial: permite una elevada presión asistencial, con lo que se dificulta la detección de problemas psicopatológicos.

- No existe profesional de referencia.

- Dispensarización por patologías.

- Poca accesibilidad: listas de espera.

- No existe historia clínica.

- Falta de confidencialidad.

- Características del paciente:

  - Sociodemográficas: son menos propensos a hablar de su vida emocional.

    - Edad avanzada.

    - Sexo masculino.

    - Minorías étnicas.

  - Cuadro clínico:

    - Sin quejas psicológicas.

    - Prioridad a quejas somáticas como motivo de consulta.

    - Enfermedad orgánica grave.

    - Depresión de larga duración.

    - Cronificación que llega a acostumbrar al paciente.

Como posibles soluciones se pueden proponer 2 básicas:

1. Ayudar al médico en la detección de psicopatología con **instrumentos diagnósticos sencillos**: hay que recordar que, aunque el manual DSM–IV es

muy útil, es poco frecuente que se disponga de él en los botiquines (y no sólo en T.N., sino tampoco en el extranjero).

2. **Aumentar la formación en salud mental** de los médicos de los botiquines, tanto en diagnóstico y técnicas de entrevista como en abordaje terapéutico.

DIAGNÓSTICO DE LABORATORIO

Como se mencionó en la clínica, el estrés puede producir alteraciones de las determinaciones analíticas a través de la esfera fisiológica, tal y como se resume en la Tabla 4.

Tabla 4.– Efectos analíticos del estrés.	
Analítica	Valores normales
– Leucocitos	– Leucopenias: cifras < 4.300/mm3 – Leucocitosis: cifras > 10.800/mm.
– Neutrofilia	– Adultos: 54–75 % ó – 3.000–7.500/mm3.

– Glucemia	– < 110 mg./dl.
	– Entre 110–126: glucemia basal alterada.
	– Hiperglucemia:
	  • Glucemia realizada al azar > 200 mg./dl.
	  • Glucemia basal en plasma venoso > 126 gm/dl.

– Confirmación del estado prediabético	– Ante sospecha clínica ó – valores plasmáticos dudosos (> 110 y < 126 mg./dl).
– LDH (lactodehidrogenasa)	– en el adulto de 60 a 120 U/l.
– Triglicéridos	– 40 a 150 mg./dl.

Diagnóstico de TEPT

Para hacernos una idea de los factores traumáticos a los que se ven sometidos los soldados podemos usar el denominado **Modelo de Estresantes en personal Militar** (Figura 25), en el que se señalan tanto los *Factores Estresantes* como *Factores Protectores*, y sus relaciones con el TEPT [88, 89, 90]. El diagnóstico psiquiátrico en general, y el del TEPT en particular, suele ser en la práctica **bastante difícil** porque los pacientes no suelen acudir en busca de ayuda profesional, se esfuerzan por evitar conversaciones y estímulos que les recuerden el acontecimiento traumático, así como por la restricción de su vida afectiva y relacional [91, 92]. Además, hay que tener en cuenta que en el Teatro o Zona de Operaciones (*T.O./Z.O.*) donde desarrollaremos nuestra labor asistencial básica, no vamos a disponer de la ayuda psiquiátrica especializada cuando la necesitemos.

En la práctica clínica los criterios diagnósticos más ampliamente utilizados como referencia para la evaluación del TEPT son los recogidos en el Manual Diagnóstico y Estadístico de los Trastornos Mentales (DSM–IV), y en la Clasificación Internacional de las Enfermedades (CIE–10) [47, 48, 93].

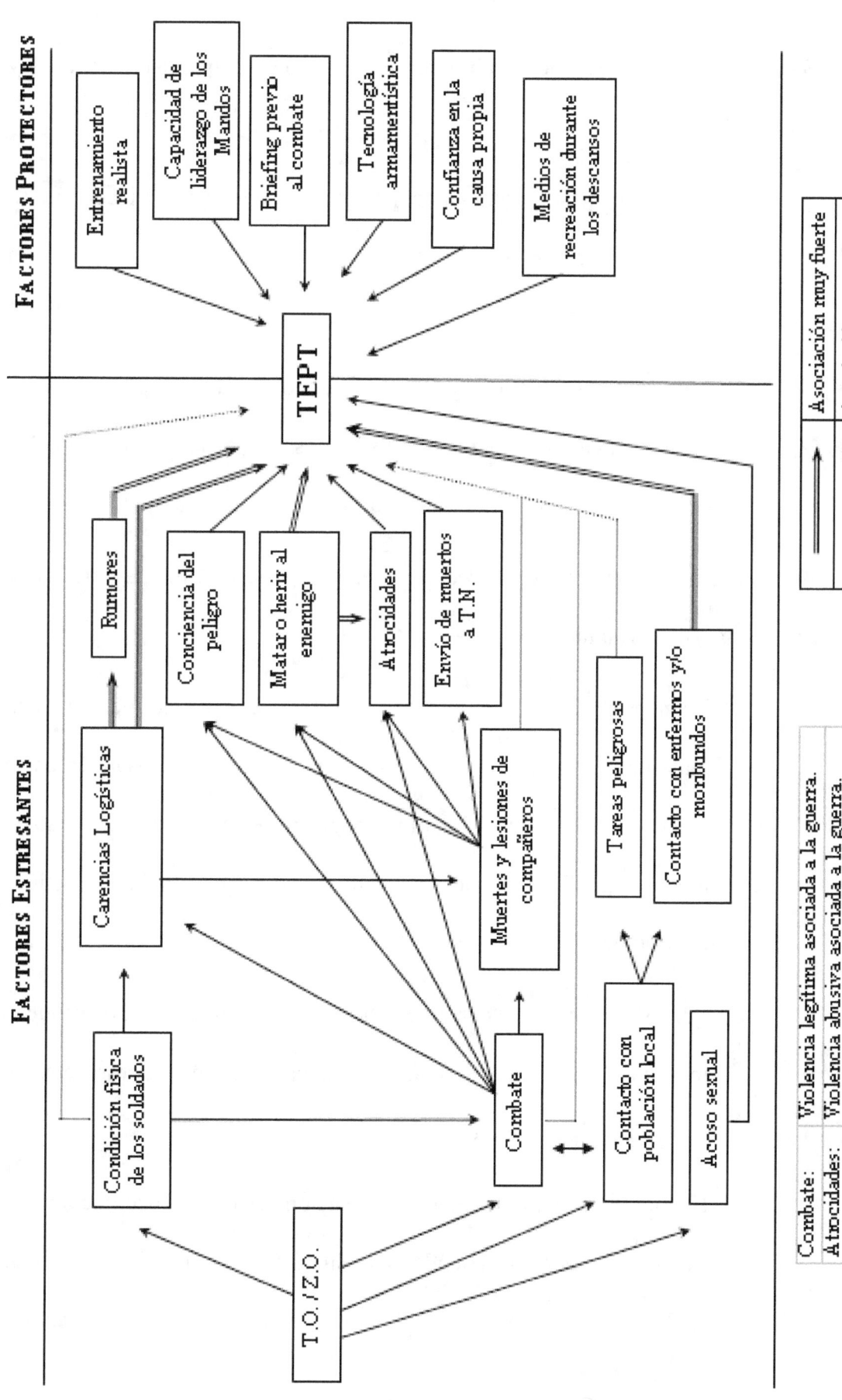

FACTORES PROTECTORES

- Entrenamiento realista
- Capacidad de liderazgo de los Mandos
- Briefing previo al combate
- Tecnología armamentística
- Confianza en la causa propia
- Medios de recreación durante los descansos

TEPT

FACTORES ESTRESANTES

- Rumores
- Conciencia del peligro
- Matar o herir al enemigo
- Atrocidades
- Envío de muertos a T.N.
- Carencias Logísticas
- Muertes y lesiones de compañeros
- Tareas peligrosas
- Contacto con enfermos y/o moribundos
- Condición física de los soldados
- Combate
- Contacto con población local
- Acoso sexual
- T.O. / Z.O.

→	Asociación muy fuerte
→	Asociación normal
→	Asociación débil

83

Combate:	Violencia legítima asociada a la guerra.
Atrocidades:	Violencia abusiva asociada a la guerra.

Figura 25.– Modelo de Estresantes en personal Militar.

Los **criterios** del DSM–IV para el diagnóstico del TEPT son:

A. Ha estado expuesta a un acontecimiento traumático en el que han existido 1 y 2:

   1. La persona ha experimentado, presenciado o le han explicado uno (o más) acontecimientos caracterizados por muertes o amenazas para su integridad física o la de los demás.

   2. La persona ha respondido con un temor, una desesperanza o un horror intensos. Nota: en los niños estas respuestas pueden expresarse en comportamientos desestructurados o agitados.

B. El acontecimiento traumático es reexperimentado persistentemente a través de una (o más) de las siguientes formas:

   1. Recuerdos del acontecimiento recurrentes e intrusos que provocan malestar y en los que se incluyen imágenes, pensamientos o percepciones. Nota: en los niños pequeños ésto puede expresarse en juegos repetitivos donde aparecen temas o aspectos característicos del trauma.

   2. Sueños de carácter recurrente sobre el acontecimiento, que producen malestar. Nota: en los niños puede haber sueños terroríficos de contenido irreconocible.

   3. El individuo actúa o tiene la sensación de que el acontecimiento traumático está ocurriendo (se incluye la sensación de estar reviviendo la experiencia, ilusiones, alucinaciones y episodios

disociativos de flashback, incluso los que aparecen al despertarse o al intoxicarse). Nota: los niños pequeños pueden reescenificar el acontecimiento traumático específico.

4. Malestar psicológico intenso al exponerse a estímulos internos o externos que simbolizan o recuerdan un aspecto del acontecimiento traumático.

5. Respuestas fisiológicas al exponerse a estímulos internos o externos que simbolizan o recuerdan un aspecto del acontecimiento traumático.

C. Evitación persistente de estímulos asociados al trauma y embotamiento de la reactividad general del individuo (ausente antes del trauma), tal y como indican 3 (o más) de los siguientes síntomas:

1. Esfuerzos para evitar pensamientos, sentimientos o conversaciones sobre el suceso traumático.

2. Esfuerzos para evitar actividades, lugares o personas que motivan recuerdos del trauma.

3. Incapacidad para recordar un aspecto importante del trauma.

4. Reducción acusada del interés o la participación en actividades significativas.

5. Sensación de desapego o enajenación frente a los demás.

6. Restricción de la vida afectiva.

7. Sensación de un futuro desolador (p. ej., no espera obtener un empleo, casarse, formar una familia o, en definitiva, llevar una vida normal).

D. Síntomas persistentes de aumento de la activación (arousal) (ausente antes del trauma), tal y como indican 2 (o más) de los siguientes síntomas:

1. Dificultades para conciliar o mantener el sueño.

2. Irritabilidad o ataques de ira.

3. Dificultades para concentrarse.

4. Hipervigilancia.

5. Respuestas exageradas de sobresalto.

E. Estas alteraciones (síntomas de los Criterios B, C y D) se prolongan más de 1 mes.

F. Estas alteraciones provocan malestar clínico significativo o deterioro social, laboral o de otras áreas importantes de la actividad del individuo.

Habrá además que especificar si es:

– Agudo: si los síntomas duran menos de 3 meses

– Crónico: si los síntomas duran 3 meses o más.

– De inicio demorado: entre el acontecimiento traumático y el inicio de los síntomas han pasado como mínimo 6 meses.

DIAGNÓSTICO DEL PACIENTE CON TRASTORNO POR ANSIEDAD Y/O DEPRESIÓN

El diagnóstico de los trastornos de ansiedad y depresión es **fundamentalmente clínico**. En tanto que no existen otros métodos diagnósticos, la **entrevista clínica** es uno de los pocos y, sin duda, el más importante instrumento diagnóstico [94]. Se debe intentar clasificar el cuadro clínico y hacer un diagnóstico global del paciente (Figura 26).

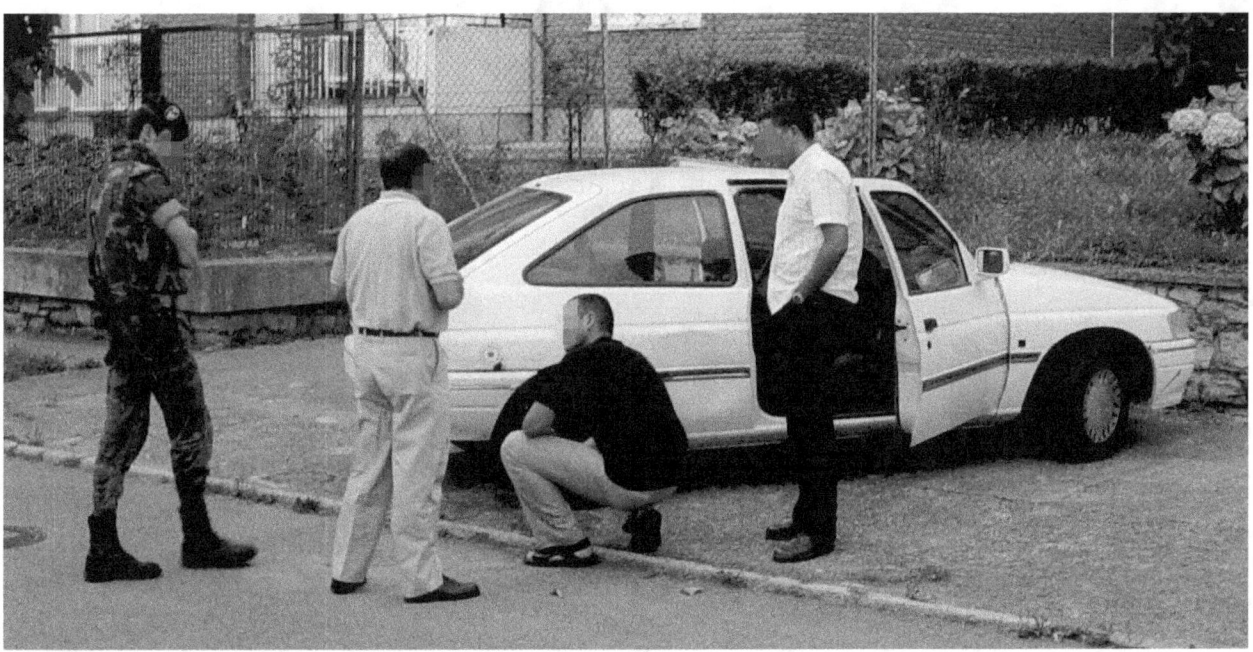

Figura 26.- Momentos de tensión de un militar tras detectar que su coche está *trampeado*. San Sebastián, 2.003.

El proceso de **exploración y valoración psicológica** tiene por objeto conocer al paciente y su problemática, hacer una valoración diagnóstica, e indicar una intervención terapéutica si se requiere. Tras las presentaciones iniciales, el paciente explica a su manera el motivo de consulta, ofreciendo explicaciones sobre qué le preocupa, qué le pasa, cómo, cuándo, inicio, desarrollo, situación actual, expectativas, en fin, toda aquella información que permita trasladar al médico una visión comprensiva del problema.

Primero se usa el método de la **entrevista libre**, que anima y ayuda al paciente a que exprese libremente, con sus propias palabras, a su manera, lo que le pasa. No sólo existe información en lo que se dice, si no en cómo se dice y cómo se articula la explicación.

Luego, en posteriores consultas, se pasará a la **entrevista semiestructurada**, con preguntas específicas sobre diferentes aspectos, tendentes a conocer en profundidad el motivo de consulta y a elaborar la historia clínica del paciente. La entrevista semiestructurada se considera básica para realizar el diagnóstico clínico de depresión/ansiedad e imprescindible para realizar el diagnóstico global del paciente. En este tipo de entrevista se hacen preguntas abiertas que den al paciente libertad para expresarse a su manera; el contenido es sólo en parte dirigido por el profesional [94].

Las diferentes fases de la entrevista semiestructurada son:

- **Fase preliminar:**

  - Recepción empática.

  - Conocer el motivo de consulta.

  - Prevenir el "by the way".

- **Fase exploratoria:**

  - Obtener información específica básica:

    - Cómo son los síntomas.

    - Localización.

- Intensidad.

- Cronología y evolución.

- Recoger información específica complementaria:

  - Presencia de patología orgánica o yatrogenia.

  - Factores desencadenantes: cambios, duelos.

  - Entorno sociofamiliar.

  - Antecedentes personales: ansiedad o depresiones previas, etc.

  - Situaciones que empeoran o mejoran.

- Exploración de la esfera psicosocial:

  - Creencias y expectativas.

  - Contenido del pensamiento.

  - Afectividad.

  - Personalidad.

- **Fase resolutiva:**

  - Síntesis y enumeración del(los) problema(s).

  - Información al paciente de la naturaleza del problema.

  - Comprobación de que ha entendido las explicaciones.

  - Implicar al paciente en la elaboración de un plan diagnóstico–terapéutico:

- Acuerdos.

- Negociación.

- Pactos.

  – **Fase final:**

  - Toma de precauciones.

  - Acuerdo final.

  - Despedida.

PROCEDIMIENTOS PARA EL DIAGNÓSTICO DE ANSIEDAD

Para realizar el diagnóstico del trastorno por ansiedad emplearemos el **Algoritmo Diagnóstico** de la Figura 27, cuyo seguimiento nos será de utilidad ante los síntomas de ansiedad patológica. Todos los códigos que apaprecen son códigos oficiales de la CIE–10. A continuación de cada trastorno se incluyen entre corchetes los códigos oficiales de la CIE–9 MC [95, 72].

A continuación deberemos descartar la ansiedad de causa orgánica (Tabla 7) o la producida por consumo de sustancias (Tabla 8).

Tabla 7.– Tarstornos orgánicos asociados a Ansiedad [96, 97, 98, 99, 100, 101].
– Hipotiroidismo.
– Hipertiroidismo.
– Hipoparatiroidismo.
– Hiperadrenalismo (síndrome de Cushing).
– Feocromocitoma.
– Adenoma de los islotes de Langerhans.
– Hipoglucemia.
– Desequilibrio hidroelectrolítico severo.
– Degeneración hepatolenticular (enfermedad de Wilson).
– Porfiria aguda intermitente.
– Deficiencia de almacenamiento de hierro corporal.
– Anemia perniciosa.
– Deficiencia de folato.
– Epilepsia del lóbulo temporal.
– Acatisia secundaria a antipsicóticos.
– Prolapso de la válvula mitral.
– Taquiarritmias.
– Asma.
– Embolismo pulmonar.
– Enfermedad pulmonar obstructiva crónica.

Figura 27.– Algoritmo Diagnóstico de la Ansiedad.

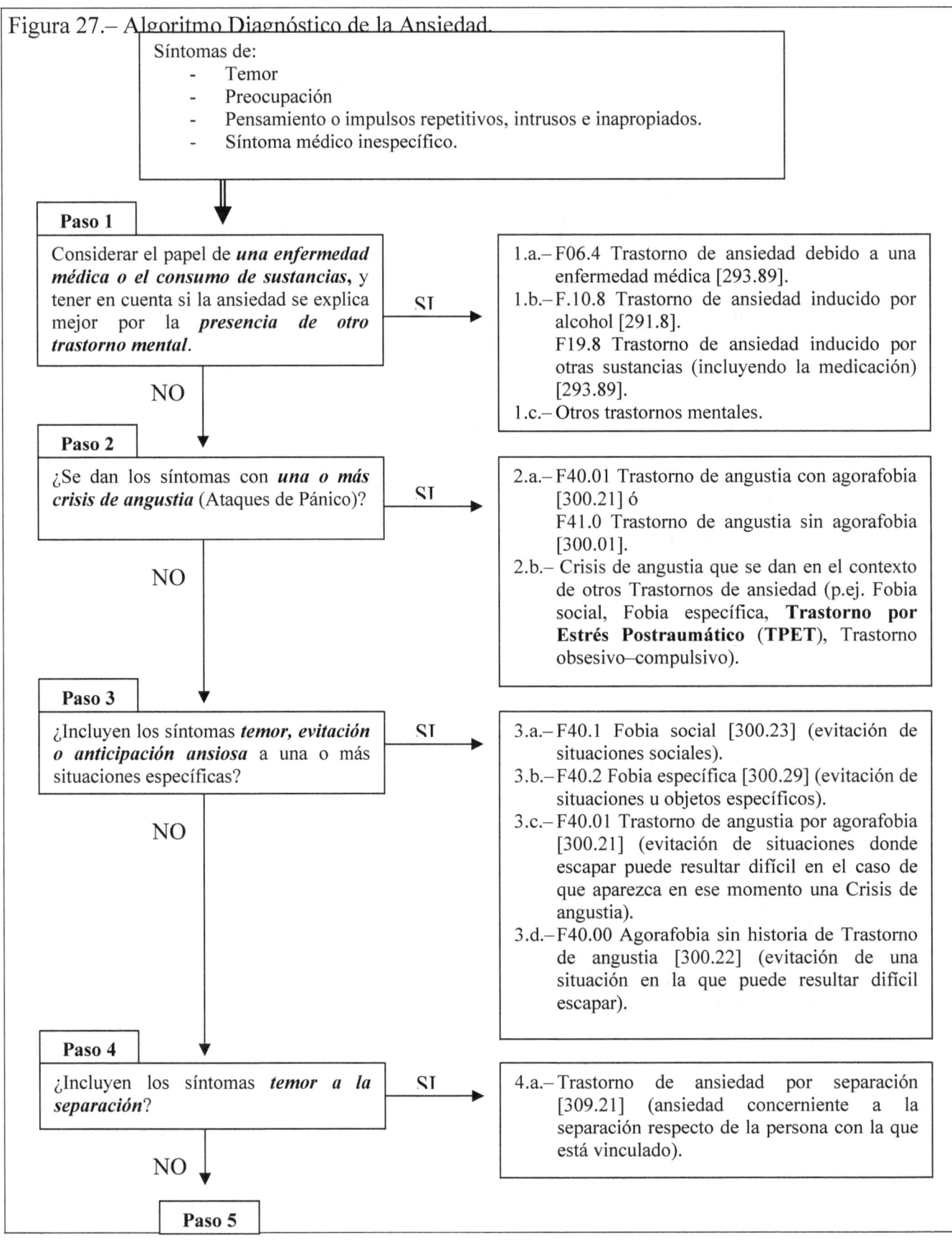

Síntomas de:
- Temor
- Preocupación
- Pensamiento o impulsos repetitivos, intrusos e inapropiados.
- Síntoma médico inespecífico.

Paso 1

Considerar el papel de *una enfermedad médica o el consumo de sustancias*, y tener en cuenta si la ansiedad se explica mejor por la *presencia de otro trastorno mental*.

SI →

1.a.– F06.4 Trastorno de ansiedad debido a una enfermedad médica [293.89].
1.b.– F.10.8 Trastorno de ansiedad inducido por alcohol [291.8].
F19.8 Trastorno de ansiedad inducido por otras sustancias (incluyendo la medicación) [293.89].
1.c.– Otros trastornos mentales.

NO

Paso 2

¿Se dan los síntomas con *una o más crisis de angustia* (Ataques de Pánico)?

SI →

2.a.– F40.01 Trastorno de angustia con agorafobia [300.21] ó
F41.0 Trastorno de angustia sin agorafobia [300.01].
2.b.– Crisis de angustia que se dan en el contexto de otros Trastornos de ansiedad (p.ej. Fobia social, Fobia específica, **Trastorno por Estrés Postraumático** (**TPET**), Trastorno obsesivo–compulsivo).

NO

Paso 3

¿Incluyen los síntomas *temor, evitación o anticipación ansiosa* a una o más situaciones específicas?

SI →

3.a.– F40.1 Fobia social [300.23] (evitación de situaciones sociales).
3.b.– F40.2 Fobia específica [300.29] (evitación de situaciones u objetos específicos).
3.c.– F40.01 Trastorno de angustia por agorafobia [300.21] (evitación de situaciones donde escapar puede resultar difícil en el caso de que aparezca en ese momento una Crisis de angustia).
3.d.– F40.00 Agorafobia sin historia de Trastorno de angustia [300.22] (evitación de una situación en la que puede resultar difícil escapar).

NO

Paso 4

¿Incluyen los síntomas *temor a la separación*?

SI →

4.a.– Trastorno de ansiedad por separación [309.21] (ansiedad concerniente a la separación respecto de la persona con la que está vinculado).

NO

Paso 5

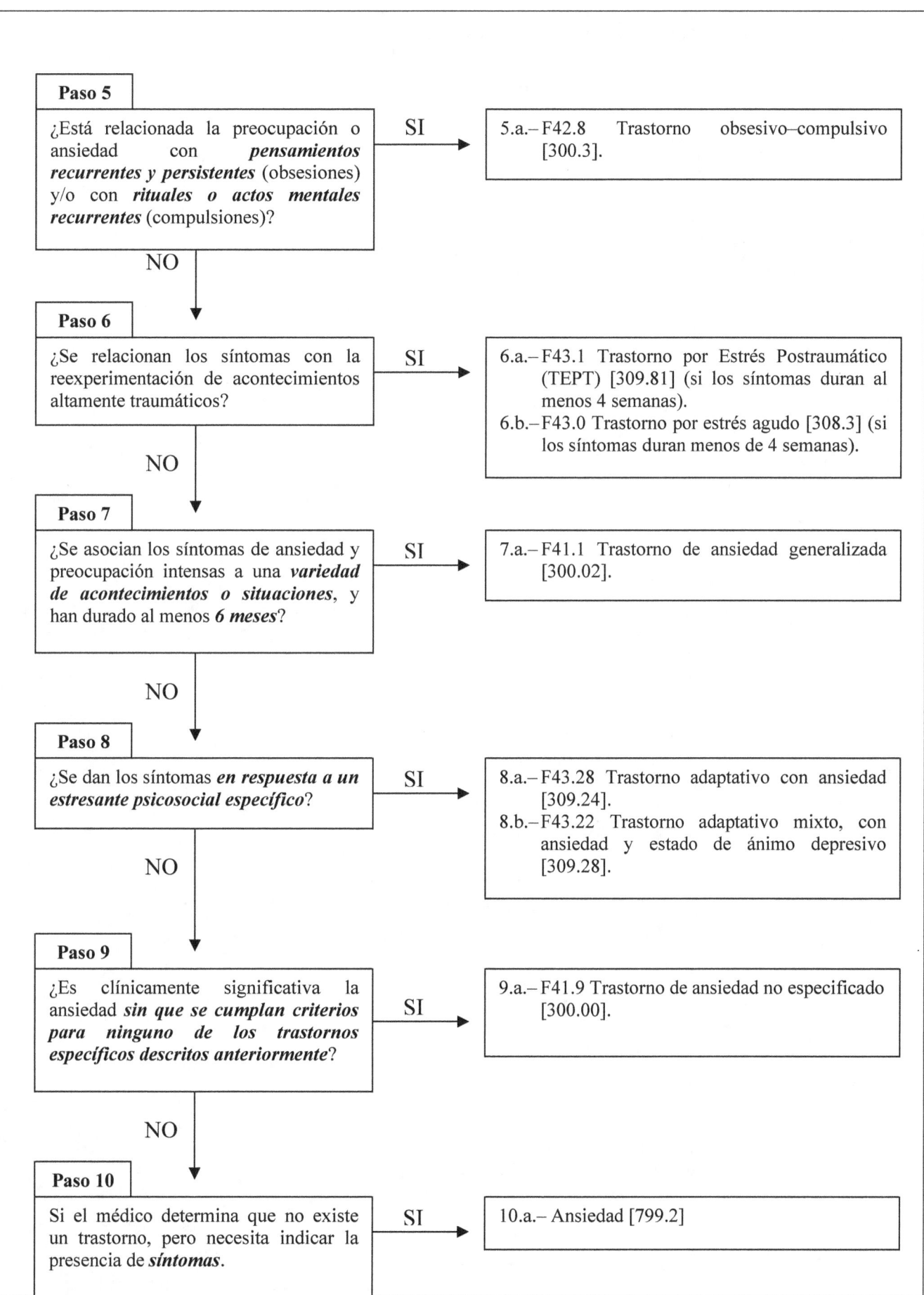

Paso 5

¿Está relacionada la preocupación o ansiedad con *pensamientos recurrentes y persistentes* (obsesiones) y/o con *rituales o actos mentales recurrentes* (compulsiones)?

SI →

5.a.– F42.8 Trastorno obsesivo–compulsivo [300.3].

NO

Paso 6

¿Se relacionan los síntomas con la reexperimentación de acontecimientos altamente traumáticos?

SI →

6.a.– F43.1 Trastorno por Estrés Postraumático (TEPT) [309.81] (si los síntomas duran al menos 4 semanas).
6.b.– F43.0 Trastorno por estrés agudo [308.3] (si los síntomas duran menos de 4 semanas).

NO

Paso 7

¿Se asocian los síntomas de ansiedad y preocupación intensas a una *variedad de acontecimientos o situaciones*, y han durado al menos *6 meses*?

SI →

7.a.– F41.1 Trastorno de ansiedad generalizada [300.02].

NO

Paso 8

¿Se dan los síntomas *en respuesta a un estresante psicosocial específico*?

SI →

8.a.– F43.28 Trastorno adaptativo con ansiedad [309.24].
8.b.– F43.22 Trastorno adaptativo mixto, con ansiedad y estado de ánimo depresivo [309.28].

NO

Paso 9

¿Es clínicamente significativa la ansiedad *sin que se cumplan criterios para ninguno de los trastornos específicos descritos anteriormente*?

SI →

9.a.– F41.9 Trastorno de ansiedad no especificado [300.00].

NO

Paso 10

Si el médico determina que no existe un trastorno, pero necesita indicar la presencia de *síntomas*.

SI →

10.a.– Ansiedad [799.2]

Figura 27.– Algoritmo Diagnóstico de la Ansiedad, sigue.

Tabla 8.– Sustancias que pueden indudir Ansiedad [96, 97, 102].
– Antihistamínicos H1 y H2 (cimetidina y ranitidina).
– Antidepresivos:
• Fluoxetina.
• IMAO.
• Tricíclicos (*ATC*) (especialmente al comienzo del tratamiento).
– Benzodiacepinas (reacción paradójica; abstinencia).
– Simpaticomiméticos alfa y betaadrenérgicos:
• Efedrina.
• Adrenalina.
• Teofilina.
• Salbutamol.
• Terbutalina.
• Isoprenalina.
– Estimulantes:
• Anfetaminas.
• Metilfenilato.
• Remolina.
• Cafeína.
• Cocaína.
– Euforizantes y alucinógenos:
• Cannabis.
• LSD.
• Mescalina.
• Psilocibina.
– Hormonas:
• Tiroideas.
• Corticoides.
• Anticonceptivos orales.
– Hipoglucemiantes orales.
– Neurolépticos.
– Tuberculostáticos:
• Isoniazida.
• Iproniacida.
• Cicloserina.
– Otros:
• L–Dopa.
• Digitálicos (intoxicación).
• Carbonato de litio.
– Estados de abstinencia de alcohol, cocaína, sedantes, hipnóticos y ansiolíticos.

A continuación, debemos observar la **Presentación** que hace ante nosotros el paciente. Así, debemos pensar en un trastorno de ansiedad ante las siguientes manifestaciones o motivos de consulta de los pacientes:

- Se quejan de que *"están muy nerviosos"*.

- Refieren que están en tensión todo el día o que *"botan por nada"*.

- Presentan dificultad para conciliar el sueño y se pasan parte de la noche *"dando vueltas en la cama"*.

- Vienen repetidamente a la consulta, a veces a diario, van reiteradamente a urgencias, etc.

- Pacientes con cefalea, taquicardia, mareos, debilidad, temblor, *"ahogo"*, disnea suspirosa, etc.

- Acuden con múltiples quejas somáticas y dolores en muchas localizaciones anatómicas, que no pueden ser atribuidos a un trastorno orgánico.

En tercer lugar, atenderemos al **Aspecto del paciente**: en general, los trastornos de ansiedad que con más frecuencia se presentan en las consultas de atención primaria no tienen, o son mínimos, los signos no verbales. Sólo en los casos más graves, o cuando presenciamos una crisis de pánico, nos podemos encontrar con varios o alguno de los signos no verbales de ansiedad:

- Facies alerta como si acechara un peligro, a veces a la defensiva.

- Hipercinesia, múltiples movimientos del cuerpo, movimientos de las manos, piernas, etc.

– Sentados en tensión, en el borde de la silla, como a punto de levantarse.

– Discurso evacuatorio, pasando de un tema a otro, de forma mezclada y sin continuidad.

– Síntomas vegetativos: temblor, sudación, rubor, etc.

En cuarto lugar, para hacer el diagnóstico global del paciente, así como para explorar la esfera psicológica, atenderemos a los **Contenidos Específicos** de la **entrevista semiestructurada** de los trastornos de ansiedad:

– **Entorno sociofamiliar:** Genograma, origen y migraciones, presencia de muertes en la familia. Red y soporte sociofamiliar de que dispone.

– **Factores desencadenantes** (explorar fundamentalmente cambios y situaciones de estrés): ¿En los últimos tiempos ha habido algún cambio en su vida? ¿Ha cambiado de domicilio, de trabajo...? ¿Tiene problemas en la relación con su pareja o hijos? ¿Tiene problemas laborales?, ¿económicos?, ¿con los estudios? ¿Le preocupa alguna cosa?

– **Antecedentes:** ¿Alguna vez había tenido problemas similares o algún otro problema de salud mental? ¿Cuándo? Cuénteme qué ocurrió. ¿A qué lo atribuyó? ¿Cómo evolucionó? ¿Hay o ha habido algún problema de este tipo en su familia?

– **Otras patologías y exploración de posibles yatrogenias:** ¿Tiene alguna enfermedad? ¿Toma algún medicamento? ¿Fuma? ¿Cuánto bebe al día? ¿Últimamente cree que bebe demasiado o más que antes? ¿Ha utilizado o utiliza alguna droga? Exploración de la esfera psicológica

- **Creencias y expectativas:** Me gustaría saber que cree qué le pasa y por qué le pasa. Qué cree que le podría solucionar o mejorar el problema.

- **Personalidad** [103]: En general, ¿cómo se describiría a sí mismo? ¿Es muy amante de la limpieza y del orden? ¿Le parece que es una persona terca? ¿Es una persona que se preocupa mucho de las cosas? ¿Se definiría usted como una persona severa? ¿Cree que en todos los ámbitos de la vida las reglas y normas siempre han de estar claras? Conviene investigar la presencia de una personalidad obsesiva o aprensiva. Explorar este aspecto no siempre es fácil, pero el comportamiento del paciente durante la entrevista nos puede ayudar. El paciente obsesivo es puntilloso, detallista y minucioso, quiere dejarlo todo claro, nos trae listas de síntomas, etc.

DIAGNÓSTICO DIFERENCIAL DE LA ANSIEDAD CON PATOLOGÍA ORGÁNICA Y IATROGÉNICA

En las Tablas 7 y 8 se presenta un listado detallado de las patologías orgánicas asociadas a los trastornos de ansiedad y las sustancias que pueden producir ansiedad.

Debido a la frecuente asociación entre ansiedad y determinadas patologías cardíacas (taquiarritmias y prolapso mitral) y respiratorias (asma, enfermedad pulmonar obstructiva crónica) se han de descartar estas enfermedades en los pacientes con trastorno de ansiedad.

En función de la prevalencia de las patologías descritas se aconseja la realización sistemática de las siguientes determinaciones analíticas:

- Glucemia, TSH (descartar causas metabólicas).

- Hemograma (descartar causas hematológicas).

- Función renal (descartar insuficiencia renal).

DIAGNÓSTICO DE DEPRESIÓN

Para realizar el diagnóstico ante un estado de ánimo depresivo seguiremos, en primer lugar, el Algoritmo Diagnóstico de la Figura 28. Todos los códigos que apaprecen son códigos oficiales de la CIE–10, incluyendo entre corchetes los códigos oficiales de la CIE–9 MC [95, 72].

Una vez se ha descartado que la alteración del estado de ánimo se deba a una enfermedad orgánica, a la ingesta de alguna sustancia o a otro trastorno mental, el médico debe valorar si se cumplen los criterios de episodio depresivo mayor según el DSM–IV.

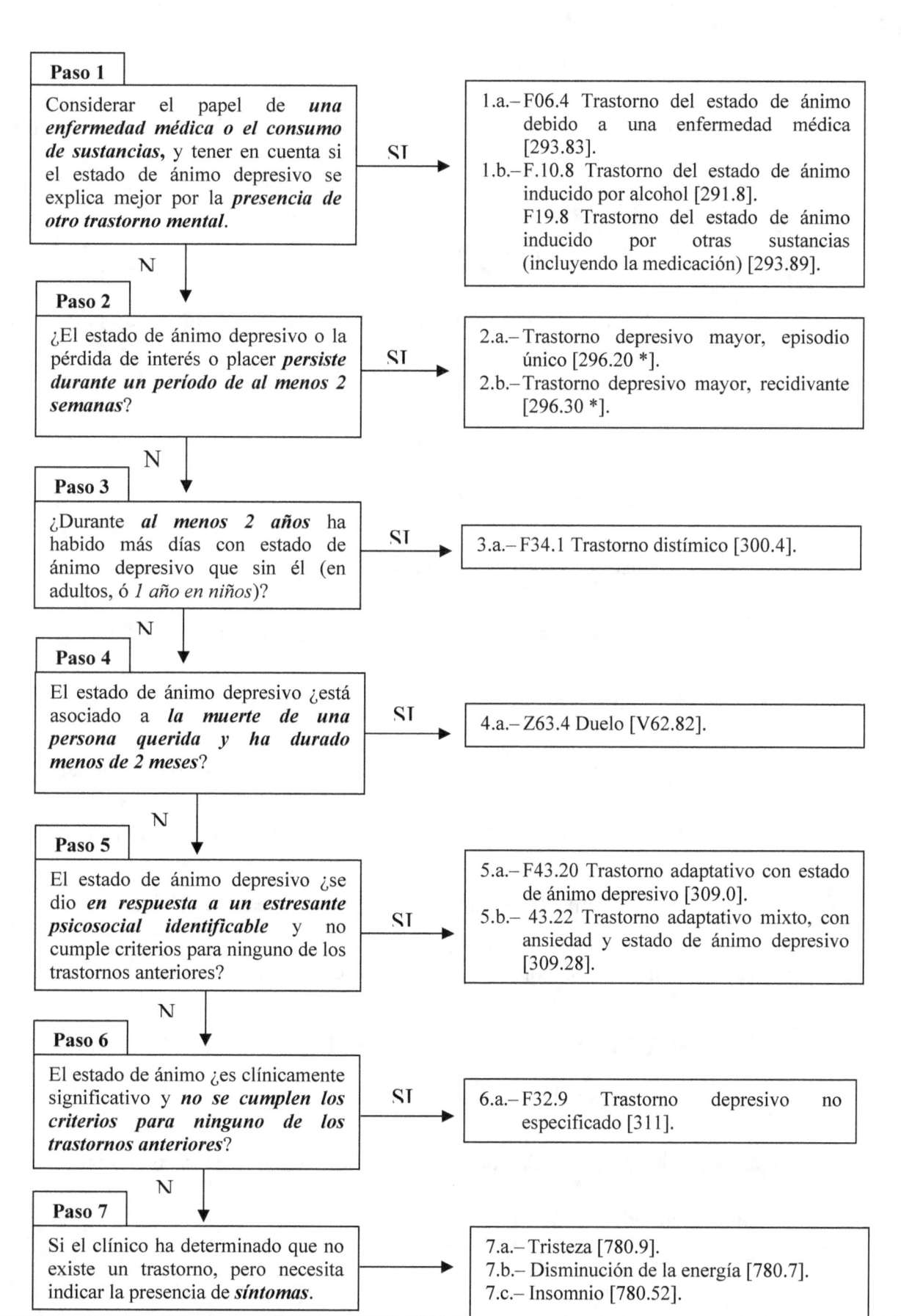

Paso 1

Considerar el papel de *una enfermedad médica o el consumo de sustancias,* y tener en cuenta si el estado de ánimo depresivo se explica mejor por la *presencia de otro trastorno mental.*

SI →

1.a.– F06.4 Trastorno del estado de ánimo debido a una enfermedad médica [293.83].
1.b.– F.10.8 Trastorno del estado de ánimo inducido por alcohol [291.8].
F19.8 Trastorno del estado de ánimo inducido por otras sustancias (incluyendo la medicación) [293.89].

N ↓

Paso 2

¿El estado de ánimo depresivo o la pérdida de interés o placer *persiste durante un período de al menos 2 semanas*?

SI →

2.a.– Trastorno depresivo mayor, episodio único [296.20 *].
2.b.– Trastorno depresivo mayor, recidivante [296.30 *].

N ↓

Paso 3

¿Durante *al menos 2 años* ha habido más días con estado de ánimo depresivo que sin él (en adultos, ó *1 año en niños*)?

SI →

3.a.– F34.1 Trastorno distímico [300.4].

N ↓

Paso 4

El estado de ánimo depresivo ¿está asociado a *la muerte de una persona querida y ha durado menos de 2 meses*?

SI →

4.a.– Z63.4 Duelo [V62.82].

N ↓

Paso 5

El estado de ánimo depresivo ¿se dio *en respuesta a un estresante psicosocial identificable* y no cumple criterios para ninguno de los trastornos anteriores?

SI →

5.a.– F43.20 Trastorno adaptativo con estado de ánimo depresivo [309.0].
5.b.– 43.22 Trastorno adaptativo mixto, con ansiedad y estado de ánimo depresivo [309.28].

N ↓

Paso 6

El estado de ánimo ¿es clínicamente significativo y *no se cumplen los criterios para ninguno de los trastornos anteriores*?

SI →

6.a.– F32.9 Trastorno depresivo no especificado [311].

N ↓

Paso 7

Si el clínico ha determinado que no existe un trastorno, pero necesita indicar la presencia de *síntomas.*

→

7.a.– Tristeza [780.9].
7.b.– Disminución de la energía [780.7].
7.c.– Insomnio [780.52].

*.– Existen códigosmás específicos para indicar la gravedad y los subtipos exclusivos para la CIE–9–MC.

Figura 28.– Algoritmo Diagnóstico de la Depresión.

Criterios DSM–IV de episodio depresivo mayor:

A. Presencia de 5 o más de los siguientes síntomas durante un período de 2 semanas, que representan un cambio respecto a la actividad previa:

1. Estado de ánimo depresivo la mayor parte del día, casi cada día.

2. Disminución acusada del interés o de la capacidad para el placer en todas o casi todas las actividades.

3. Pérdida importante o aumento de peso o trastornos (pérdida o aumento) del apetito.

4. Insomnio o hipersomnia casi a diario.

5. Agitación o enlentecimiento psicomotores casi cada día.

6. Fatiga o pérdida de energía.

7. Sentimientos de inutilidad o de culpa excesivos o inapropiados.

8. Disminución de la atención y de la concentración o indecisión.

9. Pensamientos recurrentes de muerte, ideación suicida.

B. Los síntomas no son consecuencia de otra enfermedad mental.

C. Los síntomas provocan malestar clínicamente significativo o deterioro social, laboral o de otras áreas importantes de la actividad.

D. Los síntomas no son debidos a los efectos fisiológicos de una sustancia o a una enfermedad orgánica.

E. Los síntomas no se explican mejor por la presencia de un duelo.

La existencia de una depresión debe sospecharse ante los siguientes factores de riesgo:

– Historia familiar de depresión.

– Historia personal de depresión.

– Pérdidas y duelos importantes.

– Poco apoyo familiar y/o social (solteros, viudos, etc.).

– Historia de abuso de sustancias, alcoholismo, etc.

– Enfermedad grave o limitante.

Procedimientos para el Diagnóstico de Depresión

Las formas de **Presentación** o motivos de consulta más frecuentes en la práctica son [104]:

– Los que acuden porque están tristes o "*deprimidos*".

– Los que refieren que "*no me encuentro bien desde hace tiempo*" o acuden porque "estoy *cansado, agotado, desde que me levanto*".

– Aquellos que acuden con múltiples quejas somáticas y dolores en múltiples localizaciones anatómicas, que no pueden ser atribuidos a un trastorno orgánico.

– También aquellos que presentan quejas y síntomas ansiosos: "*Estoy mal de los nervios*", "*Me siento nervioso y en tensión todo el día*".

La observación del **Aspecto** del paciente puede proporcionar datos útiles para el diagnóstico. Signos como los siguientes nos han de hacer pensar en depresión:

- Facies triste, de abatimiento e inexpresiva.

- Escasez de movimientos y tendencia a retraerse, a plegarse sobre sí mismo.

- Dificultad para establecer contacto visual.

- Lentitud y dificultad para la expresión verbal.

- Aspecto físico poco cuidado, desaseado, sobre todo en quien no era habitual.

Por último, para hacer el diagnóstico global del paciente, así como para explorar la esfera psicológica, atenderemos a los **Contenidos Específicos** de la entrevista semiestructurada de los trastornos depresivos. Cada profesional ha de construirse una entrevista adecuada a él y a su paciente para investigar si existe una depresión. Preguntas que podrían ser útiles serían:

- **Información específica básica**: ¿En los últimos tiempos se encuentra decaído y desanimado? ¿Se siente triste, llora y se emociona con facilidad? ¿Desde cuándo se encuentra así? ¿Nota que ha perdido interés por la familia, el trabajo, etc.? ¿Se siente con ganas de hacer cosas o todo le da igual? ¿Le entretiene alguna cosa? ¿Se entretiene y divierte con las cosas que antes le divertían? ¿Ha dejado de hacer cosas que antes hacía? ¿Cuáles? ¿Qué hace los fines de semana, qué hacía antes de sentirse así?

  ¿Está cansado todo el día? ¿Cuándo se siente más cansado, por la mañana cuando se levanta o al cabo de unas horas de trabajo? ¿Le parece que todo va mal y lo ve todo negro? ¿Alguna vez ha pensado que la vida no tiene sentido para usted, que no merece la pena vivir? ¿Qué opinión tiene hoy de sí mismo? ¿Cree qué es usted útil o por el contrario piensa que no sirve para nada?

¿Cómo está de apetito? ¿Duerme bien? ¿Le cuesta conciliar el sueño o se despierta de madrugada? ¿Y sus relaciones sexuales como están, han cambiado últimamente? ¿Desde cuándo se encuentra usted en esta situación?

– **Información complementaria**: podemos utilizar lo ya visto anteriormente para la entrevista semiestructurada de los trastornos de ansiedad, pero teniendo en cuenta que como **específico** de la depresión debe señalarse que al explorar **factores desencadenantes** se ha de prestar especial atención a la presencia de **pérdidas y duelos**.

DIAGNÓSTICO DIFERENCIAL DE LA DEPRESIÓN CON PATOLOGÍA ORGÁNICA Y IATROGÉNICA

En las Tablas 9 y 10 se hace una relación de los trastornos orgánicos relacionados con la depresión y los fármacos o sustancias que pueden inducir depresión [102, 105, 106]. A pesar de la exhaustividad que se busca siempre en las tablas, siempre es obligado que descartar aquellas patologías más prevalentes mediante la entrevista, la exploración física y la realización de las exploraciones complementarias pertinentes.

Es en función de la prevalencia que se aconseja la realización sistemática de las siguientes determinaciones analíticas:

– Glucemia, TSH y Función hepática.

- Hemograma, ferritina, sobre todo en mujeres en edad fértil.

Tabla 9.– Trastornos orgánicos relacionados con depresión.

- Enfermedades del tejido conectivo:
  • Arteritis de células gigantes.
  • Lupus eritematoso sistémico (*LES*).
  • Artritis reumatoide.
- Endocrinas y metabólicas:
  • Hipertiroidismo.
  • Hipotiroidismo.
  • Hiperparatiroidismo.
  • Insuficiencia corticosuprarrenal (enfermedad de Addison).
  • Hiperadrenalismo (enfermedad de Cushing).
  • Porfiria aguda intermitente.
- Gastrointestinales:
  • Enfermedad de Wilson.
  • Carcinoma de cabeza de páncreas.
- Infecciosas:
  • Virales:
    • Gripe.
    • Hepatitis.
    • Neumonía.
    • Demencia relacionada con el sida.
    • Mononucleosis infecciosa.
  • Bacterianas:
    • Neurosífilis.
- Neurológicas:
  • Tumores intracraneales.
  • Demencia senil tipo Alzheimer.
  • Enfermedad de Parkinson.
  • Hematoma subdural.
  • Hidrocefalia normotensiva.
  • Síndrome postconcusión.
  • Miastenia grave.
  • Enfermedad de Huntington.
- Hematológicas:
  • Deficiencia de folato.
  • Anemia perniciosa.
- Intoxicaciones:
  • Plomo.
  • Benceno.
  • Mercurio.
  • Bismuto.
  • Quinina.
  • Monóxido de carbono.

Tabla 10.– Sustancias que pueden inducir Depresión.

- Antiarrítmicos:
  - Digital.
  - Disopiramida.
  - Nifedipino.
- Anticonvulsivantes.
- Antihipertensivos:
  - Clonidina.
  - Guanetidina.
  - Hidralacina.
  - Alfa–metildopa.
  - Prazosín.
  - Propranolol.
  - Reserpina.
  - Triclometiacida.
- Antimicrobianos:
  - Cicloserina.
  - Isoniazida.
  - Metronidazol.
  - Ácido nalidíxico.
- Agentes quimioterápicos:
  - Asparaginasa.
  - Vinblastina, vincristina.
- Preparados hormonales:
  - Corticoides.
  - Contraceptivos orales.
  - Extractos tiroideos.
- Fármacos antiinflamatorios no esteroides:
  - Indometacina.
- Agentes sedantes:
  - Alcohol.
  - Barbitúricos.
  - Benzodiacepinas.
  - Hipnóticos.
- Otros:
  - Cimetidina, ranitidina.
  - Disulfiram.
  - Levodopa, carbidopa.
  - Metoclopramida.
  - Metrizamida.
- Estados de abstinencia:
  - Especialmente a la cocaína y otros estimulantes.

TRATAMIENTO

En el trabajo desarrollado en las FAS, el primer contacto con el soldado enfermo lo tendrán sus compañeros y sus mandos. Dado que el enfermo puede ser portador de armamento o estar desempeñando labores de riesgo, tanto en T.N. como en el extranjero, en Misiones Humanitarias o en situaciones de Combate real, debemos exponer a los profesionales de las FAS una serie de **recomendaciones** a tener en cuenta [88]:

1. Si se cree que un soldado sufre estrés de combate, debemos:

    - Si el estado del soldado pone en peligro la misión, la integridad de sí mismo o de los otros soldados, hay que hacer lo necesario para controlarlo (sedarlo, sujetarlo, etc.). Es recomendable no emplear la fuerza física, salvo en caso de seguridad o para el transporte.

    - Si posee armamento individual, hay que proceder a descargar el arma y retirársela.

    - A continuación, llevaremos al soldado a un lugar seguro cuando sea posible, **no dejándolo sólo**, y manteniéndolo en compañía de algún compañero que lo conozca bien. Avisaremos a su superior.

2. El **mando de la unidad** deberá, ante una situación crítica (estresante):

    - Ser un ejemplo de calma, aunque también sienta miedo. Debe demostrar competencia, seguridad y firmeza.

    - Recordar el uso de técnicas de relajación simples en los momentos de calma.

- Hablar con los soldados con optimismo, siendo positivo, pero sin esconder las posibilidades desfavorables, explicándolas para que puedan ser afrontadas con entereza.

- Reforzar la impresión de que el enemigo también se ve afectado por la guerra.

- Proporcionar el adecuado flujo de información ascendente, descendente y horizontal para controlar los rumores (graves generadores de **fricción**) [88].

- Asegurarse de que cada soldado conoce su cometido y su responsabilidad para la consecución del éxito de su Unidad en el cumplimiento de las misiones asignadas.

- Proponer metas realistas, de modo que su consecución mejore la confianza del soldado, del equipo y de la unidad. Comprobar periódicamente los logros.

- Reconocer que el miedo forma parte de las experiencias de la guerra.

- Someter a su Unidad al máximo número de ejercicios, promoviendo el conocimiento y cuidado del armamento, así como su adecuado empleo bajo las diversas condiciones de combate.

- Asignar tareas simples a quien demuestre signos de estrés de combate.

- Rotar los trabajos para compartir los riesgos y los esfuerzos.

- Tratar de que siempre haya al menos 2 soldados asignados por tarea, de modo que puedan trabajar en grupo y mantenerse despierto el uno al otro.

- **Colaborar** con los que tengan el trabajo más duro.

- No subestimar la importancia del sueño, durmiendo como mínimo 4 horas por la noche (lo ideal es de 6 a 9 horas). Recordar que el **sueño perdido no se recupera.**

- Ordenar el transporte de los muertos en vehículos hasta el lugar de reunión de heridos más cercano.

- En períodos de descanso permitir el uso exhaustivo de los **medios de recreación** disponibles, dejando a sus hombres **totalmente libres de presiones u órdenes** (Figura 29).

- Remitir a los soldados con estrés a los botiquines tan pronto como aparezcan los primeros síntomas.

El siguiente escalón asistencial son los Servicios Sanitarios de los botiquines. El trabajo en el botiquín nos obliga a mejorar nuestro nivel de formación para saber afrontar cualquier emergencia, entre ellas las psicológicas, los denominados "**Primeros Auxilios Psicológicos**".

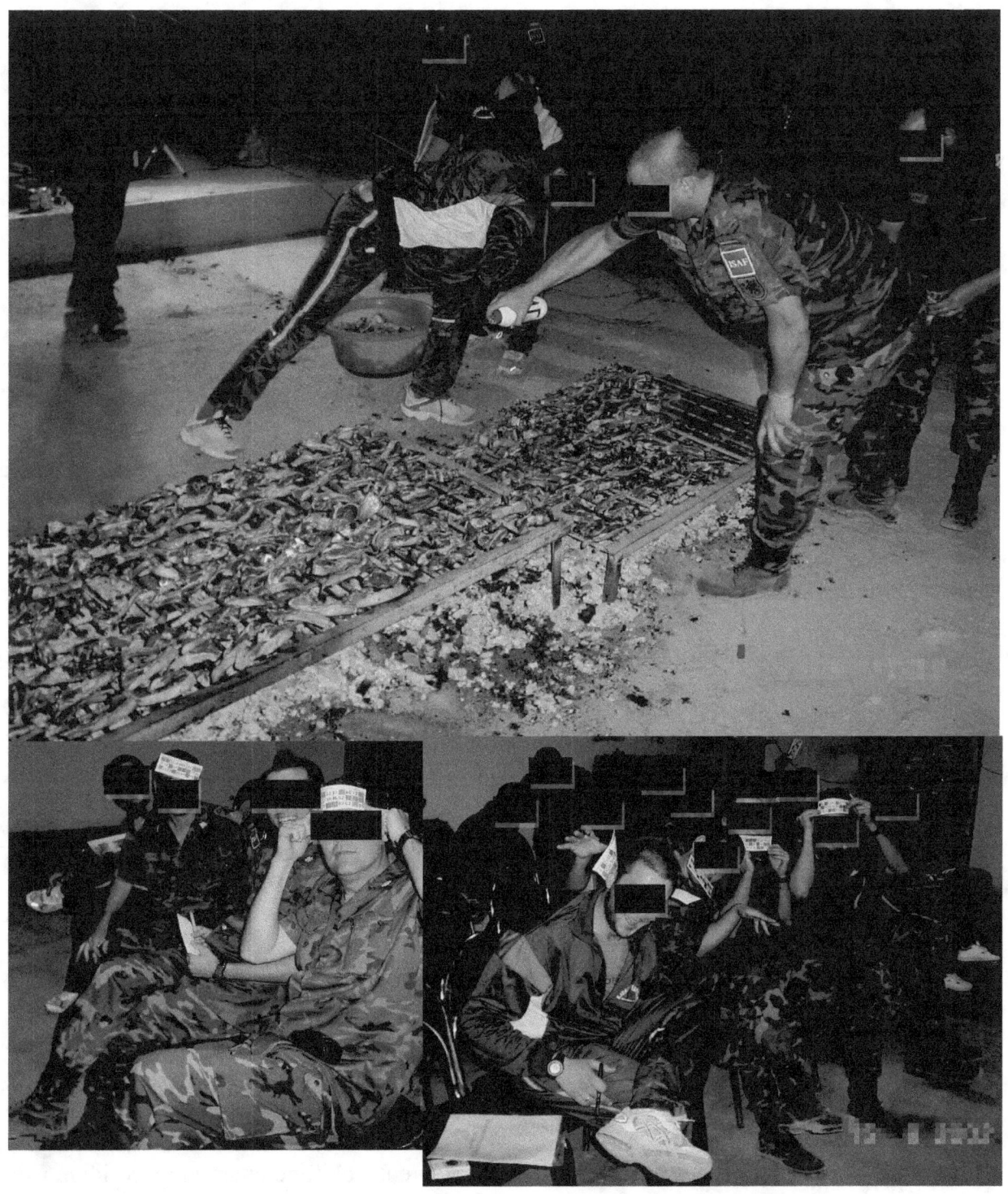

Figura 29.- Momentos de descanso en una misión internacional. Afganistán, 2.002.

ABORDAJE TERAPÉUTICO

1. **Comunicación del diagnóstico al paciente**:

Empezaremos por comunicar la naturaleza psíquica de la enfermedad al paciente, enfocando y reordenando todos los síntomas a la luz de esta idea, dándoles un significado diferente al puramente somático. El médico ha de mostrarse claro y seguro en su exposición, a la vez que ha de ser receptivo y escuchar la opinión y los sentimientos del paciente sobre su padecimiento.

Si presenta un cuadro de ansiedad, se le debe explicar que es una experiencia humana universal y un mecanismo adaptativo imprescindible ante infinidad de situaciones que entrañan peligro o amenaza, pero que puede hacerse inadecuada o patológica cuando se desencadena ante estímulos insignificantes o inexistentes, o cuando la respuesta ansiosa es excesiva o desproporcionada y desborda a la persona; es entonces cuando se considera que hay un *"trastorno de ansiedad"* y hay que abordarlo.

Conviene introducir la idea de que la ansiedad es una respuesta global de la persona (cuerpo y mente). Hay que conocer el contexto vital actual del paciente y sus relaciones más significativas para tratar de ayudarle.

Es preferible no dar tratamiento farmacológico de entrada, salvo que los síntomas sean severos o alteren sensiblemente el funcionamiento cotidiano del paciente. Los consejos higiénicos pueden ser suficientes para mejorar el cuadro.

Si presenta un cuadro de depresión, se deben resituar los síntomas que el paciente nos ha relatado, explicándole "cómo ve el médico su problema", discutiendo sus creencias o negaciones e intentando llegar a un acuerdo sobre el trastorno psicológico de base.

La naturaleza psicológica del cuadro no significa que "al paciente no le pasa nada", o que "puede curarse si se esfuerza"; éste es un concepto erróneo que hay que aclarar de entrada y, a menudo, exponerlo también a los familiares y allegados. Se debe explicar que la tristeza es intrínseca a la depresión como la fiebre a la gripe.

En las primeras entrevistas se deben investigar posibles factores desencadenantes y si detectamos áreas de conflicto que pensamos convendría discutir, lo mejor es explicitar estas cuestiones, delimitarlas y de acuerdo con el paciente formalizar un "contrato terapéutico", en el que quedarán acordados:

- Unas visitas de seguimiento para poder abordar y elaborar estas áreas problemáticas.

- Unos objetivos realistas a alcanzar.

- Una pauta de tratamiento aceptada por el paciente (teniendo en cuenta que un número importante de pacientes rehúsa el tratamiento con fármacos).

2. Tratamiento con hierbas medicinales:

Se estima que sólo en Europa las ventas de plantas medicinales alcanzan el 25 % del mercado de medicamentos son receta [107]. En España, igual que en otros países, la población está cada vez más interesada en este tipo de *terapias alternativas*" [108]. (Tabla 11; Figura 30 y 31).

Tabla 11.—Plantas medicinales usadas en tratamientos alternativos psicológicos, interacciones relevantes y efectos adversos [10, 104, 105, 110, 111, 112].

Nombre	Otros nombres	Estudios científicos	Componentes	Efectos Adversos – Interacciones conocidas
Albahaca sagrada	Tulsi	– Algunos tipos de Diabetes (reducción de niveles de azúcar en sangre). – Disminución de la Tensión Arterial (TA). – Antiinflamatorio, analgésico y antipirético.	– Aceite volátil (1 %) (eugenol [70–80 %], metilchavicol, metileugenol, caryophylleno). – Flavonoides (apigenin,luteolina). – Triterpeno (ácido ursólico).	
Betónica		– Sedante. – Alivia el estrés. – Astringente. – Estimula la función hepática y digestiva.	– Alcaloides (stachydrina, betonicina). – Betaína. – Colina. – Taninos.	– No tomar durante el embarazo.
Codonopsis	Dang Shen	– Elevación de hemoglobina (Hb) y células rojas. – Disminución de la TA. – Aumenta la resistencia al estrés.	– Saponinas triterpénicas. – Alcaloide (perlolirina). – Alquenilo y glucósidos de alquelino. – Polisacáridos. – Tangshenosido I.	
Ginseng Siberiano	Eleuterococo	– Vigorizante (resistencia incrementada hasta en 9 %).	– Eleuterósidos (0,6–0,9 %). – Fenilpropenoides. – Lignanos. – Cumarinas. – Azúcares. – Polisacáridos. – Saponinas triterpénicas. – Glicanos.	
Ginseng	Ren Shen	– Adaptógeno (frente al estrés, fatiga y frío). – Sedante (por las Ginsenosidas). – Incremento de la respuesta inmunitaria.	– Saponinas triterpénicas (0,7–3 %). – Ginsenosidas (> de 25). – Compuestos acetilénicos. – Panaxanos. – Sesquiterpenos.	– Anticoagulantes orales (reducción del INR).
Hipérico	Hiperición, hierba de San Juan, perforata, corazoncillo, hierba militar, perición, sanjuanera, sanjuanes, hierba de las heridas, etc.	– Antidepresivo leve o moderada (Hypericina). – Antiviral (Hypericina).	– Aceite volátil (caryophylleno). – Hypericina y pseudohypericina. – Flavonoides.	– ISRS (síndrome serotoninérgico). – Paroxetina (somnolencia). – Amitriptilina, Digoxina, Antirretrovirales, Simvastatina, Midazolam, Teofilina, Ciclosporina, Tracolimus, Anticonceptivos orales, Anticoagulantes orales (potente inductor del metabolismo hepático [CYP 3A4]: disminución de los niveles del fármaco por aumento de su metabolismo).

Melisa	Toronjil	– Relajante del Sistema Nervioso Central (SNC) (aceite volátil, sobre todo el citral y el citronelal). – Antiviral (herpes simple) (polifenoles). – Hipotiroideo (inhibe función del Tiroides).	– Aceite volátil (hasta 0,2 %) (citral, óxido de caryophylleno, linalol y citronelal). – Polifenoles. – Triterpenos. – Flavonoides. – Taninos.
Orovale	Ashwagandha	– Sedante, disminuye la TA y el ritmo cardíaco (alcaloides). – Antiinflamatorio (wythanólidos) (enfermedades crónicas: Lupus, Artritis reumatoide). – Aumenta niveles de Hb.	– Alcaloides. – Lactosas esferoidales (wythanólidos). – Hierro.
Schisandra	Wu Wei Zi	– Adaptógeno (frente al estrés). – Útero (fortalece las contracciones rítmicas). – Estimulante del SNC. – Antihepatoxicidad (lignanos [> de 30]).	– Lignanos (schizandrina, desoxischizandrina, gomisina). – Fitosteroles (β-sitosterol, estigmasterol). – Aceite volátil. – Vitaminas C y E.
Tilo	Tilia, Tila	– Sedante (estrés, palpitaciones nerviosas y crisis de pánico). – Antiespasmódico. – Somnífero ligero. – Antipirético ligero. – TA sistólica asociada a arteriosclerosis. – Propiedades emolientes (antipruriginoso).	– Flavonoides (quercetina, kaempferol). – Ácido cafeico. – Mucílago (hasta 3 %). – Taninos. – Aceite volátil (0,02-0,1 %). – Sustancias similares a las BZD.
Valeriana	Hierba de los gatos	– Favorece y mejora la calidad del sueño (valepotriatos). – Sedante (valepotriatos).	– Aceite volátil (hasta 1,4 %) (acetato de bornilo, β-caryophylleno). – Iridoides (valepotriatos), valtrato, isovaltrato. – Alcaloides. – ATC (antagonista sobre los receptores α-adrenérgicos: Hipertensión).

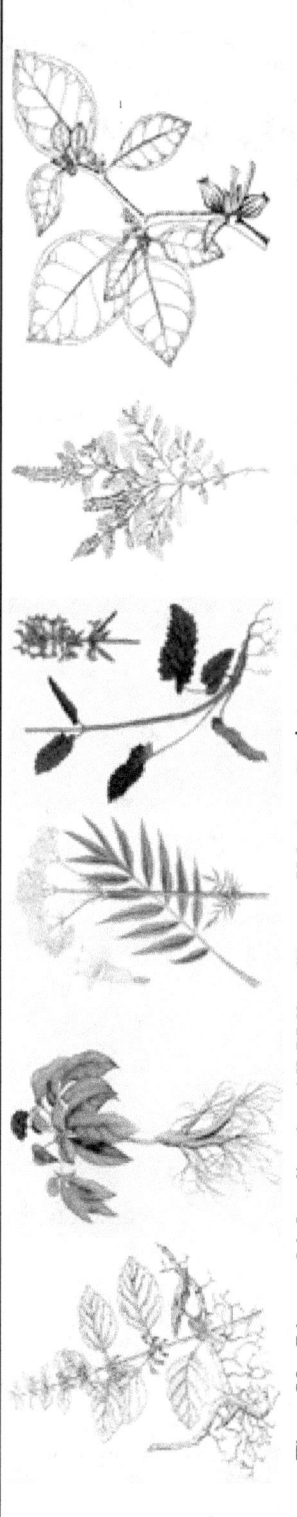

Figura 31.- Diversas hierbas "antiestrés". Melisa, Ginseng, Valeriana, Betónica, Albahaca sagrada y Orovale (de izquierda a derecha).

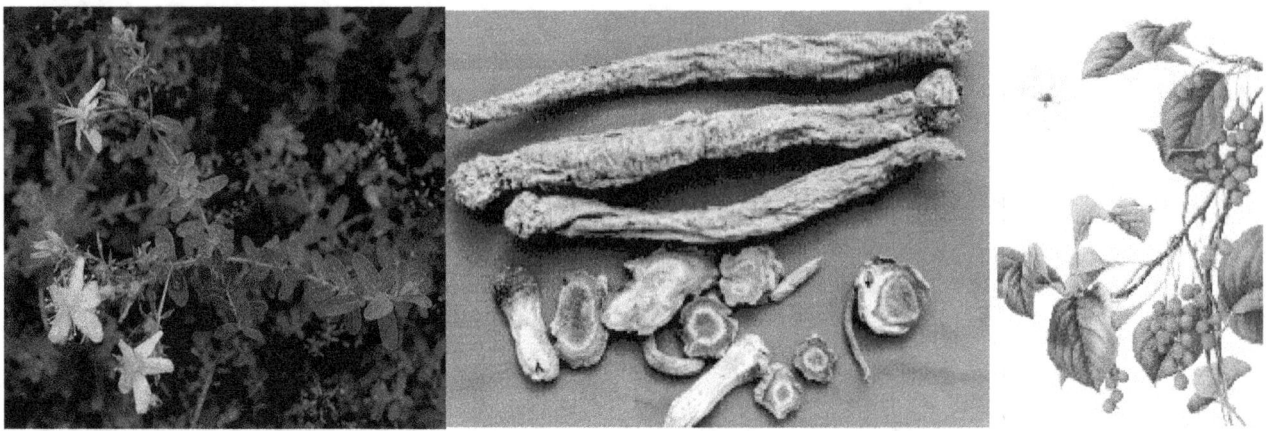

Figura 30.- Diversas hierbas "*antiestrés*": Hipérico, Codonopsis y Schisandra (de izquierda a derecha).

Todo esto ha conducido a un importante crecimiento de la demanda, concluyendo algunos estudios que hasta el 20 % de los pacientes en tratamiento con medicamentos consumía hierbas medicinales por automedicación [113]. Este consumo frecuente choca con el escaso conocimiento que sobre el mismo tienen los sanitarios responsables del paciente [114].

Recientes noticias sobre efectos tóxicos o interacciones de estos preparados nos obligan a mejorar nuestro conocimiento y vigilancia sobre estos productos, así como conocer el consumo de los mismos por parte de nuestros pacientes.

3. **Dieta (alimentos y estrés):**

La glándula suprarrenal es muy importante en la respuesta hormonal ante situaciones de estrés, primero como secretora de las llamadas "*hormonas del estrés*", y finalmente llegando a la atrofia o reducción de la corteza suprarrenal como un efecto secundario común del estrés crónico.

Diversos alimentos y sustancias herbarias pueden ser muy útiles para apoyar e intensificar la función suprarrenal, en particular si se sufre estrés. Así, es crítico mantener unos niveles adecuados de potasio. Es aconsejable consumir al menos

3–5 gramos/día. Alimentos con alto contenido en potasio son los vegetales frescos (patata, aguacate, frijoles de media luna cocinados, etc.), frutas frescas (plátano, melón dulce, albaricoques secos, melocotón, etc.), carnes sin elaborar (pollo, cordero, etc.), pescados (lenguado, salmón, bacalao, etc.), entre otros.

Las vitaminas C y B$_6$, el zinc, el magnesio y el ácido pantoténico también son nutrientes necesarios para la función de las glándulas suprarrenales. El déficit de ácido pantoténico en particular produce una atrofia suprarrenal caracterizada por fatiga, dolor de cabeza, perturbaciones del sueño, náuseas y malestar abdominal. Se encuentra fundamentalmente en los cereales integrales, las legumbres, la coliflor, el brócoli, el salmón, el hígado, los tomates y los boniatos [112].

4. **Técnicas de relajación**:

Todos los métodos de relajación tratan de distender la musculatura del paciente (distensión neuromuscular). Con las sensaciones logradas mediante la relajación, al ser éstas contrarias a las originadas por la ansiedad, ésta diminuye. Se cumple así el objetivo primordial de las técnicas de relajación. Además, la relajación busca sacar a la luz el origen de los trastornos. Sus indicaciones principales son [115]:

- Tratamiento de elección en muchos de los sujetos que padecen trastornos directamente relacionados con la ansiedad o el estrés: tensión nerviosa, trastorno por ansiedad generalizada, dolores de cabeza, insomnio, hipertensión arterial esencial, cardiopatías, etc.

- Como tratamiento coadyuvante a otras terapias: médicas, psicoterapias, de grupo, de familia, etc.

- Como método preventivo para sujetos de alto riesgo sometidos a altos niveles de estrés.

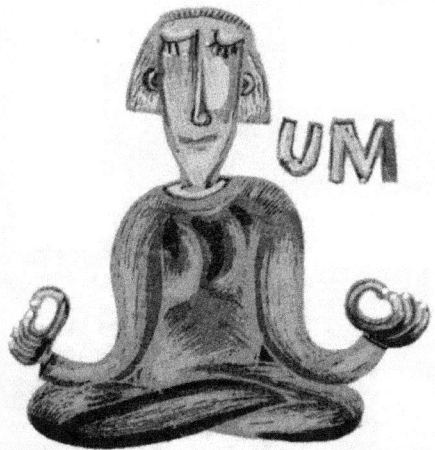

- Como herramienta de salud para que la población general lleve un estilo de vida más relajado y saludable.

Figura 32.- Relajación y estrés.

Pueden distinguirse 3 métodos principales (Figura 32):

- **Método de Jacobson de relajación muscular progresiva** [116]: es la más antigua; se apoya en una teoría neurofisiológica. Consiste en una toma de conciencia de la alternancia contracción–distensión, asociada a un aprendizaje del control tónico masculino. Para ello trata de enseñar a contraer y relajar la musculatura miembro a miembro, para luego aprender a practicarlo durante el día y en cualquier momento en que se realice una actividad. Este es el método de relajación más usado por los terapeutas de conducta, a diferencia del de Schultz, que suele ser el preferido por otro tipo de terapeutas.

- **Método de Vittoz**: los trabajos del Dr. Roger Vittoz (*Traitement des psychonévroses par la rééducation du système cérébral*) se refieren esencialmente a la distensión y la concentración en estado de conciencia, de una forma lúcida, en constante relación con el mundo exterior e interior. El paciente, echado y con los ojos entornados, estará en atención flotante y sin esfuerzo exagerado. A continuación se debe concentrar en un determinada parte del cuerpo y notar que sensaciones le produce. Por ejemplo, fijará la mirada en un punto de espacio y luego adoptará una mirada distendida y disponible ("*soltar el iris*"); y así en las diferentes partes del cuerpo.

- **Entrenamiento autógeno de Schultz** [117]: método de carácter sugestivo procedente de la tradición de la hipnosis médica francesa y alemana, se trata de conseguir que el paciente, mediante su pensamiento y concentración, relaje todo su cuerpo. Lo esencial de esta técnica lo constituyen las técnicas específicas de concentración mental y de distensión. La concentración en una parte del cuerpo se efectúa recurriendo a la mediatización de los centros más arcaicos del cerebro, de modo que se logra regular el equilibrio biológico alterado por reacciones psicosomáticas.

No existe una técnica de relajación mejor que otra, es más, los ejercicios de tensión–relajación de un grupo muscular u otro o de un sentido u otro son prácticamente idénticos en los 3 métodos o en las prácticas budistas o de los yoguis. La **técnica sugestiva**, derivada de la de Schultz, es más útil para pacientes imaginativos y confiados en el terapeuta, así como para pacientes de edad, dolor crónico, etc. La técnica de Jacobson es más apta para pacientes más rígidos, concretos y meticulosos, de escaso contacto afectivo con su terapeuta, así como para sujetos jóvenes [115].

Todas las técnicas intentan favorecer el autocontrol emotivo y somático. Generalmente 10 a 20 sesiones son suficientes para que el paciente aprenda la técnica y la pueda aplicar por sí mismo, especialmente en circunstancias de estrés. La **Respiración Diafragmática Controlada** es sencilla de aplicar, puede explicarse en la consulta del médico de cabecera y resulta útil en trastornos de ansiedad generalizada y

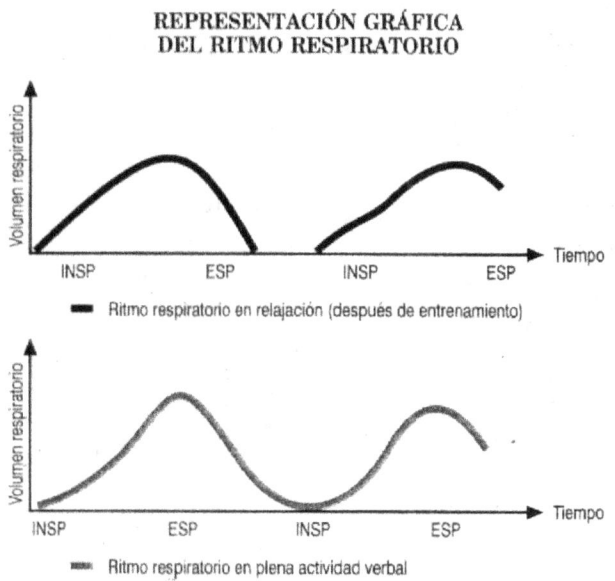

Figura 33.– Respiración Diafragmática Controlada.

en los síntomas somáticos de la ansiedad. El paciente ha de sentarse en un ambiente tranquilo y concentrarse en su respiración (Figura 33). Después hará lo siguiente:

- Retener la respiración 3 o 4 segundos.

- Espirar el aire lentamente por la boca.

- Hacer una pausa de 3 o 4 segundos

- Inhalar el aire mientras se empuja el diafragma hacia abajo y fuera.

- Volver a comenzar el ciclo, empleando el mismo tiempo para la inhalación que para la exhalación.

5. **Medidas de apoyo psicológico (counseling):**

El médico ha de abordar al paciente con un trastorno de ansiedad mediante la escucha, la contención y una serie de técnicas de ayuda (Tabla 12).

Tabla 12.– Técnicas de ayuda (counseling) para el paciente con trastorno de ansiedad.

1. Facilitar el discurso y la verbalización de los conflictos en las primeras entrevistas, sin intentar forzosamente hacer un diagnóstico exacto de entrada.
2. Neutralizar primero las ansiedades más intensas del paciente. Una actitud de escucha empática y serena (hablar con voz baja y pausada, sin prisa) ayuda a conseguir este objetivo.
3. Explicar el significado de la ansiedad y tranquilizar al paciente. No contagiarnos.
4. En los pacientes somatizadores intentar separar la somatización de los conflictos psicosociales y abordar estos últimos abiertamente.
5. Enseñar al paciente técnicas de control de la respiración o de relajación, para que pueda controlar los síntomas de los trastornos de ansiedad.
6. Animar al paciente a realizar pequeños cambios positivos en su vida, para experimentar que puede tener algún control sobre lo que le sucede. Favorecer una conducta asertiva.
7. Impulsar al paciente a establecer un sistema de relaciones de soporte entre iguales (potenciar las relaciones amistosas, sociales y de cooperación).

Diversos tipos de psicoterapia son de gran utilidad en estos pacientes, destacando:

- La **terapia de apoyo**: consiste en escuchar con interés, explicar y tranquilizar al paciente en los contactos breves y/o intermitentes que se producen en la relación médico–paciente. No se precisa una preparación técnica específica, sólo la actitud empática y comprensiva por parte del médico, dando seguridad al paciente para desarrollar su vida con normalidad.

Este tratamiento suele ser suficiente en trastornos de ansiedad leves y cuadros adaptativos, y el médico de AP es el más indicado para aplicarlo.

- Las **técnicas de ayuda psicológica psicodinámica** se basan en la contención, la elaboración de la pérdida, creación de expectativas de futuro y el aumento de la autoestima. Estas técnicas pueden aplicarse por el médico de cabecera bien entrenado, y han demostrado su eficacia en casos de ansiedad.

- Las técnicas de ayuda basadas en la **psicoterapia cognitivo–conductuales**, entre las que están la mejora de las habilidades sociales, el entrenamiento asertivo, las técnicas de exposición gradual al estrés, técnicas de resolución de conflictos, etc. Pueden ser utilizadas por el médico de AP entrenado, son sencillas y eficaces tanto en casos de ansiedad como de depresión.

En caso de que exista un diagnóstico de TEPT, se debe realizar una intervención precoz en la crisis. Se propondrá un modelo psicoterápico orientado a la fase en que se encuentre el enfermo, tras establecer una relación de confianza conocida como "*alianza terapéutica*".

Tanto los expertos en psicoterapia como los expertos en medicación recomiendan la psicoterapia como método inicial del tratamiento del TEPT, aunque los expertos en medicación se mostraron partícipes de combinar la medicación con la psicoterapia desde el principio, especialmente en aquellos pacientes con problemas severos o crónicos [92].

Desde el **modelo cognitivo–conductual** se insiste en la importancia de la **desensibilización sistemática** por la exposición gradual en imaginación. El objetivo principal es que el paciente recupere el autocontrol a través de mejorar su autoestima y competencia personal, de ayudarle a realizar conductas realistas y de elaborar (*working through*) sus reacciones cognitivo–afectivas y conductuales a los acontecimientos traumáticos sufridos. Se anima a los afectados a hablar sobre sus experiencias, superando sus resistencias a hacerlo por el daño que les produce, porque es necesario recuperar el autocontrol perdido para recuperarse.

Dentro del **modelo psicodinámico** se utilizan interpretaciones selectivas características, como por ejemplo:

- El paciente hace anticipaciones catastróficas sobre algo terrible que le va a suceder de forma inmediata. Se le señala que no ha podido dejar atrás ese pasado traumático, viviendo como en un presente continuo inglés (*I'm going to*), sin una adecuada discriminación entre pasado, presente y futuro, secuestrado por la experiencia traumática en un espacio atemporal sin vida, sin salida, salvo el tratamiento eficaz.

- El paciente se siente culpable y avergonzado. Entonces se le interpreta que prefiere culparse a sí mismo antes que no tener un referente externo que experimenta como algo demasiado peligroso.

- El paciente tiene sentimientos de rabia. Se interpreta que se siente más incapaz e indefenso y sus deseos de rabia intentan hacerle recuperar la ilusión del control, ante las dificultades que siente para recuperar el control instrumental.

Cuando al TEPT se añade ansiedad, depresión, trastorno bipolar o abuso/dependencia de sustancias como patologías concomitantes, los expertos recomiendan comenzar el tratamiento combinando la psicoterapia y la medicación. La técnica preferida por los expertos para el tratamiento del TEPT complicado con depresión, trastorno bipolar, ansiedad, abuso/dependencia de sustancias son las técnicas de terapia **cognitivo–conductuales**. Para la ansiedad también se recomienda la terapia de exposición y las técnicas de manejo de la ansiedad.

Otros expertos que opinan que el tratamiento más eficaz para prevenir la cronificación del padecimiento es la **psicoterapia breve de orientación psicoanalítica**.

Durante el inicio del tratamiento, los expertos recomiendan que la psicoterapia se realice semanalmente, en sesiones individuales de 60 minutos de duración. También puede considerarse la posibilidad de realizar 2 sesiones semanales, de 45 minutos o superiores a 60 minutos (para lograr la habituación en la terapia de exposición), combinando la terapia individual con la de grupo o la familiar [92].

6. **Tratamiento Farmacológico**:

Antidepresivos o ansiolíticos no deben ir encaminados a "*tapar la boca*" del trabajador estresado, ya que esto le supedita aun más a una situación externa insostenible, lo que alarga injustificadamente una agonía psíquica; tampoco deben utilizarse los psicofármacos para ayudarle a "*aguantar*" la situación, ocultando los problemas. Sin embargo, si que debe emplearse la medicación para permitir que el paciente tenga la fuerza y energía necesaria para afrontar la situación, y aun así nunca como único tratamiento.

El número de psicofármacos introducido en el mercado español ha aumentado espectacularmente en los últimos años. Muchas veces estos psicofármacos se apartan de los conceptos básicos que tenemos en mente. Así, algunos medicamentos con una vida media corta se administran una vez al día, el efecto terapéutico tarda en aparecer días o semanas.

Por todo lo cual, el médico militar debe mantenerse actualizado, conocer las dosis adecuadas, la duración de los tratamientos, los consejos que debe dar a sus pacientes o las posibles interacciones medicamentosas. También deben interesarle los síntomas psiquiátricos que pueden producir medicamentos administrados para enfermedades psiquiátricas.

TRATAMIENTO FARMACOLÓGICO DE LA ANSIEDAD

La ansiedad situacional no requiere tratamiento farmacológico si no impide las actividades normales del individuo. En general, la mayoría de los trastornos de ansiedad se resuelven sin utilizar fármacos. Sólo si no se resuelven con los tratamientos psicoterapéuticos, o la gravedad de los síntomas clínicos del paciente lo requiere, será necesario utilizarlos. Los fármacos más utilizados para tratar los trastornos de ansiedad son las benzodiacepinas (*BZD*) y los antidepresivos (Tablas 13 y 14).

Tabla 13.– **Clasificación de las BZD**				
Duración acción	**Predominio ansiolítico (dosis)**		**Predominio hipnótico (dosis/día)**	
Corta, < 15 h	Alprazolam	(0,25–0,50 mg./8 h)	Triazolam	(0,125–0,50 mg)
	Bentazepam	(25 mg./8 h)	Lormetazepam	(1–2 mg)
	Oxazepam	(10–30 mg./8 h)	Loprazolam	(1 mg)
	Lorazepam	(1–3 mg./8–12 h)		
Intermedia, 15–24 h	Bromacepam	(1,5–6 mg./8 h)	Flunitrazepam	(15–30 mg)
Larga, > 24 h	Clobazam	(10 mg./12 h)	Flurazepam	(15–30 mg)
	Clorazepato	(7,5–15 mg./12 h)		
	Diazepam	(2,5–10 mg./8–12 h)		
	Ketazolam	(15–45 mg./24 h)		
	Clordiazepóxido	(5–10 mg./12 h)		
Elección de una BZD: el médico debe conocer 2 ó 3 BZD en profundidad y familiarizarse con su perfil farmacológico: indicaciones, toxicidad, interacciones y riesgo de dependencia.				

El mecanismo de actuación de las BZD se conoce desde 1.975, y se sabe que su acción ansiolítica está íntimamente ligada con el papel del neuromediador químico GABA con propiedades inhibidoras sobre el SNC, que a su vez influye sobre el sistema noradrenérgico y serotoninérgico principalmente, lo que explica muchos de sus efectos.

Las BZD tienen propiedades ansiolíticas, hipnóticas, miorrelajantes, anticonvulsionantes y sedantes. Se absorben bien por vía oral, que es la de elección. Atraviesan la barrera placentaria y pasan a la leche materna. Tienen una vida media muy variable y, algunas, tienen metabolitos activos que prolongan su actuación con riesgo de acumulación y efectos secundarios.

Tabla 15.– Reglas para la utilización clínica de las BZD.
1. Deben utilizarse para el alivio de los síntomas graves.
2. Requieren el diagnóstico y tratamiento de las perturbaciones subyacentes antes de utilizarlas para lograr el alivio sintomático.
3. Evitar si hay historia previa de adicciones o abuso de Benzodiacepinas.
4. No prescribir dosis mayores de las necesarias para evitar el deterioro de las funciones.
5. Familiarizarse con la técnica de interrupción del tratamiento.
6. Controlar las posibilidades de dependencia.
7. Limitar las cantidades prescritas a las apropiadas entre consulta y consulta (no pautar en crónicos).
8. Aconsejar a los pacientes sobre las interacciones del alcohol y otros depresores del SNC.
9. Aconsejar a los pacientes que las reserven para su uso personal, mantenerlas alejadas de los niños.
10. Tener en cuenta que los fármacos son sólo parte de un plan global de tratamiento.

Además debemos saber una serie de reglas para su correcta utilización (Tabla 15) [118], algunas recomendaciones de uso con respecto al paciente (Tabla 16), los efectos adversos de las mismas (Tabla 17), así como las posibles interacciones que pueden presentarse (Tabla 18).

Tabla 16.– Recomendaciones de uso al paciente tratado con BZD.
– Evite el uso de alcohol y otras sustancias que actúen sobre el sistema nervioso.
– Esta medicación puede dar sueño. Vigile o consulte a su médico si conduce, maneja maquinaria peligrosa o realiza actividades de riesgo o que precisen estar alerta.
– Esta medicación presenta riesgos en caso de embarazo.
– Tome la dosis prescrita. No haga cambios ni suprima medicación por su cuenta.
– Intente aprovechar la mejoría que le proporcionará el medicamento para pensar en cómo resolver los problemas que le están provocando la ansiedad.
– En algunas personas este medicamento puede producir un sueño exagerado, pérdida de memoria e incluso desorientación. Si usted o su familia notan algo extraño consulte a su médico.

Las reacciones adversas e interacciones (Tablas 17 y 18) no son muy llamativas y son variables para cada individuo a iguales dosis. Las más comunes se derivan de la depresión del SNC. Son dosis–dependientes y más frecuentes en ancianos [119, 120]. En el tratamiento crónico también se producen alteraciones del sueño y cronificación de los problemas psicosociales.

Tabla 17.– Efectos adversos de las BZD.
– *Frecuentes*: Somnolencia, sedación, ataxia y amnesia anterógrada.
– *Menos frecuentes*: Cefalea, vértigo, desorientación, temblor, disartria, dispepsia, alteraciones visuales, disminución de la libido, retención urinaria.
– *Raros*: Ictericia, erupción urticariforme, prurito, ginecomastia, alteraciones hematológicas.
– *Reacción paradójica*: Agresividad, pesadillas, hiperactividad, insomnio, alucinaciones.

Tabla 18.– Interacciones de las BZD.
– Se potencian los efectos sedantes: con el alcohol y los antihistamínicos.
– Se prolongan los efectos de las BZD: fármacos que se metabolizan por oxidación hepática como la Cimetidina, Ranitidina, Omeprazol, Amiodarona, Isoniacida y Propranolol. (Oxazepam, Lorazepam y Lormetazepam no interaccionan con estos medicamentos).
– Disminuyen los efectos de las BZD: barbitúricos, Fenitoína, Carbamacepina y Rifampicina.
– Los anovulatorios disminuyen los efectos de Lorazepam y Oxacepam; y aumentan la toxicidad del Diazepam y del Alprazolam.
– Las BZD aumentan los niveles plasmáticos de digoxina y disminuyen el efecto antiparkinsoniano de la Levodopa.

Las sobredosis raramente son mortales, pero pueden ser peligrosas si se toma alcohol, barbitúricos, opiáceos u otros fármacos depresores del SNC. Causan depresión respiratoria, hipotensión arterial y coma. Hay que valorar el lavado gástrico, diuresis forzada y uso de Flumazenilo (0,2–0,3 mg. i.v. inicialmente; se puede administrar dosis posteriores de 0,1 mg./minuto hasta un máximo de 1–2 mg., o bien perfusión i.v. de 0,1– 0,4 mg./h.

En cuanto al riesgo de adicción, el uso crónico de BZD puede producir dependencia física, con síndrome de Abstinencia (SA) al suspender bruscamente estos fármacos (insomnio, náuseas, vómitos, delirio, calambres musculares, irritabilidad, parestesias, movimientos espasmódicos). Estos síntomas son especialmente frecuentes al interrumpir la administración de BZD de vida media corta. En pacientes sometidos a un largo período de tratamiento se aconseja que las BZD se retiren gradualmente en 1–3 meses. Se sugiere disminuir un 25 % de la dosis cada semana hasta suspender el tratamiento. El paso final antes de la supresión puede resultar difícil para el paciente, pudiendo usarse pautas de disminución más flexibles según la tolerancia. Las BZD de acción corta pueden sustituirse por Diazepam o BZD de acción larga para disminuir el riesgo de SA [121].

Tabla 14.- Recomendaciones sobre el tratamiento farmacológico en los diferentes trastornos de ansiedad

Cuadro clínico	Fármacos primera línea		Fármacos segunda elección	
	Fármaco	Dosis y pauta	Fármaco	Dosis y pauta
Trastorno de Ansiedad generalizado	Benzodiacepinas	Fármacos y Dosis en Tabla 13. Inicio a dosis baja. A las 2 semanas si no hay respuesta se aumenta dosis durante 2 semanas. Se mantiene la dosis mínima eficaz 2 semanas más y se intenta retirada gradual. No se recomiendan tratamientos superiores a las 4 semanas. No está establecida la eficacia del tratamiento a largo plazo (> 4 meses) y hay más problemas por la dependencia que por la ansiedad crónica.	Inhibidores Selectivos de la Recaptación de Serotonina (ISRS). Cuando la ansiedad de larga duración se complica con distimia.	20 mg./día en dosis matutina.
			Bloqueadores β adrenérgicos: Propranolol. Si no se controlan los síntomas físicos.	20 a 160 mg./día.
Trastorno de Angustia	Imipramina	Dosis inicial: 25 mg./8h. Dosis media: 75-150 mg./día. En dosis única nocturna.	Alprazolam	Mejora la ansiedad anticipatorio. Dosis inicio: 0,5/8 h. Dosis media: 4-6 mg./día. Duración tratamiento: 9-12 meses. Síndrome de abstinencia al retirarlo: retirada lenta en 1-3 meses. Recaídas de un 15-30 %. Si recaída, reinstaurar tratamiento 3 meses más.
	Clomipramina	Dosis inicial: 25 mg./día. Dosis media: 25-200 mg./día. No reduce la ansiedad anticipatoria. Mantener 6 meses después de la remisión. Retirar gradualmente.		
	Diazepam	5-10 mg oral o sublingual durante la crisis.		
	ISRS	Dosis inicial: 10 mg./día. Dosis media: 20-40 mg./día.		
Trastorno de Ansiedad fóbica	Imipramina	Dosis inicial: 25 mg./8h. Dosis media: 100-150 mg./día.	Inhibidor de la Monoamino oxidasa (IMAO) RIMA	De uso y control por especialista.
	Clomipramina	Dosis inicial: 25 mg./día. Dosis media: 100 mg./día.		
	ISRS	20 mg./día.		
Fobia social	Propranolol	Dosis: 10-80 mg./día.	IMAO ISRS	De uso y control por especialista.
	Clomipramina	Igual dosis tratamiento ansiedad fóbica.		
Trastorno Obsesivo-Compulsivo	Clomipramina	Dosis inicial: 25 mg./día. Dosis media: 100-300 mg./día. Este tratamiento ha de ser controlado por el especialista.	ISRS	A dosis altas. De control por especialista
	Imipramina	Dosis inicial: 25 mg./8h. Dosis media: 150-300 mg./día, en dosis única nocturna. Este tratamiento ha de ser controlado por el especialista.		
Trastorno por Somatización	Antidepresivos: ISRS, Clomipramina, Amitriptilina (en general el tratamiento farmacológico es poco útil).	Dosis habituales como Antidepresivos.	Propranolol (si predomina la ansiedad somática)	Dosis: 20-160 mg./día
Trastorno Hipocondriaco	Antidepresivos (generalmente el tratamiento farmacológico es poco útil).	Dosis habituales como Antidepresivos.	Sulpiride	Dosis: 100-300 mg./día. Repartidos en 3 tomas

TRATAMIENTO FARMACOLÓGICO DE LA DEPRESIÓN

Cuando se decida utilizar psicofármacos éstos deberán prescribirse en el contexto de una alianza médico–paciente sólida y positiva, que funcione terapéuticamente. Se admite que los fármacos mejoran la depresión hasta en un 70 % de los casos, pero el uso de antidepresivos deberá ser sólo una parte del tratamiento global.

Los antidepresivos suelen clasificarse por el *tipo de acción farmacológica* en:

1. Inhibidores No Selectivos de la Recaptación de Aminas (NA/DA/5–HT), que incluyen los ATC y los heterocíclicos (tetracíclicos y otros).

2. Inhibidores Selectivos de la Recaptación de Aminas, que incluyen los de:

    a. Serotonina: ISRS (Fluoxetina, Paroxetina, etc.).

    b. Serotonina y NA, como la Venlafaxina

3. Noradrenérgicos y Serotoninégicos específicos (NaSSA), como la Mirtazapina.

4. Inhibidores Selectivos y Reversibles de la MonoAminOxidasa (RIMA), como la Moclobemida (subunidad A).

5. Inhibidores No Selectivos e Irreversibles de la MonoAminOxidasa (IMAO), de los que sólo está comercializado la Tranilcipromina.

6. Bloqueo de los receptores 5–HT2 postsinápticos, como la Nefazodona.

7. Inhibidores Selectivos de la Recaptación de NA, como la Reboxetina.

8. Otros fármacos.

Las indicaciones se basan en el perfil de efectos secundarios e interacciones de cada fármaco (Tabla 19).

TABLA 19.- Recomendaciones sobre el tratamiento farmacológico en los diferentes trastornos afectivos.

Trastorno	Fármaco primera línea	Fármaco segunda elección
Depresión mayor	Tricíclicos	ISRS, RIMA
Depresión mayor con síntomas atípicos	IMAO	Tricíclicos, ISRS
Episodio depresivo de un trastorno bipolar	Litio	Valproato, carbamacepina
Trastorno distímico	ISRS	IMAO, mianserina
Trastorno ciclotímico	Litio	Valproato, carbamacepina
Trastorno depresivo con ansiedad	Amitriptilina, mianserina	Paroxetina
Trastorno depresivo con conducta bulímica	Fluoxetina	Imipramina, amitriptilina

No se ha de iniciar un tratamiento con antidepresivos sin un diagnóstico preciso, según los criterios expuestos (DSM–IV). No es frecuente que se precise dar tratamiento farmacológico en la primera entrevista y conviene que el médico que paute el tratamiento sea el que haga después el seguimiento del paciente (Tabla 20) [72, 122].

El tratamiento de la Depresión comprende **3 fases sucesivas**, más o menos diferenciadas (Figura 34):

– Fase de tratamiento agudo.

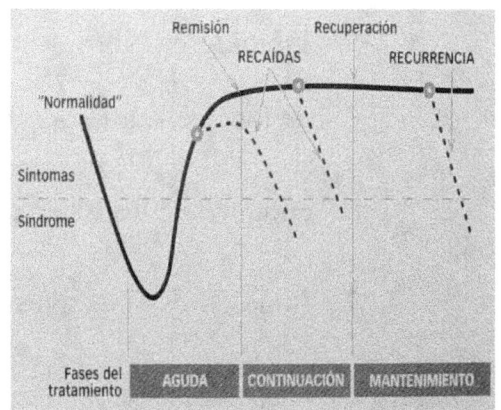

Figura 34.- Fases del tratamiento.

- Fase de tratamiento de continuación.

- Fase de tratamiento profiláctico (o de mantenimiento).

Tabla 20.– **Clasificación y dosis habituales de los antidepresivos**	
Tipo y nombre genérico	**Dosis/día en miligramos**
Antidepresivos tricíclicos (ATC):	
Amitriptilina	75–225
Nortriptilina	25–100
Imipramina	75–225
Trimipramina	75–225
Clomipramina	75–225
Doxepina	75–225
Lofepramina	140–280
Antidepresivos tetracíclicos y otros:	
Amoxapina	100–200
Maprotilina	75–225
Trazodone	100–500
Amineptino	100–200
Mianserina	30–90
Viloxacina	100–300
Pirlindol	100–300
Inhibidores Selectivos de la Recaptación de Serotonina (ISRS):	
Fluoxetina	20
Fluvoxamina	100–200
Paroxetina	20
Sertralina	50–100
Citalopram	20–40
Inhibidores monoaminoxidasa (IMAO):	
Fenelcina	25–75
Inhibidores reversibles monoaminoxidasa (RIMA):	
Meclobemida	300–600

Fase de tratamiento agudo:

Es la fase de inicio del tratamiento, con una duración media de 2 a 6 semanas, dependiendo de la respuesta obtenida al empleo de los fármacos antidepresivos prescritos, así como al resto de las medidas terapéuticas puestas en marcha. Su **objetivo** es lograr, al menos, la remisión del episodio depresivo. El **tiempo de respuesta**, en general, será de 2 a 3 semanas (a veces algo más), por lo que se deben evitar los cambios precipitados.

Si tras 6 semanas de tratamiento con un antidepresivo a las dosis máximas recomendadas los síntomas depresivos persisten, habrá que revaluar al paciente y, o bien cambiar a un segundo fármaco, o bien remitir a salud mental si la depresión es severa [122].

Una vez obtenida la mejoría sintomática es importante explicar al paciente la necesidad del cumplimiento terapéutico y el mantenimiento del antidepresivo de 4–6 meses a la misma dosis [123].

<u>Fase de tratamiento de continuación</u>:

Sigue a la del tratamiento agudo, una vez obtenida la respuesta al antidepresivo, es decir, que en el caso ideal abarcaría desde la remisión hasta poder considerarse que se ha logrado la recuperación. Su **objetivo** es asegurar la respuesta conseguida y evitar la recaída temprana. No debe tener una **duración** inferior a los 6 meses [122].

Cuando un paciente ha llegado a la remisión completa de los síntomas el tratamiento se mantendrá durante 3 meses más; no se justifica un tratamiento de más de 3 meses con ausencia total de síntomas [123]. En los primeros 6 meses de tratamiento puede haber recaídas (un 20 % con un buen cumplimiento terapéutico y un 50 % si se abandona el tratamiento).

Se sabe que 2/3 de los pacientes dejan los fármacos prescritos por su médico de cabecera durante el primer mes de tratamiento [124]. Los pacientes con historia de enfermedad depresiva previa, depresión severa, con síntomas residuales pese al tratamiento, con poco apoyo social y dificultades en sus relaciones personales y laborales tienen mayor proporción de recaídas. Es evidente el efecto protector de la psicoterapia en la prevención de las recaídas [125].

Fase de tratamiento profiláctico:

Es aquella fase posterior a la recuperación, cuyo **objetivo** es consolidad la mejoría obtenida y prevenir la aparición de nuevos episodios. Su **duración** será de al menos **2 años** una vez alcanzada la desaparición de los síntomas, pero puede ser necesario continuar con este tratamiento profiláctico de por vida [122].

El tratamiento de mantenimiento a largo plazo puede considerarse si hay episodios recurrentes de depresión mayor, al igual que en la enfermedad bipolar. La dosis de los antidepresivos como profilácticos no ha sido bien establecida y ha de ser indicada por el psiquiatra. Se sabe que un 20 % de depresiones tienen un curso crónico y precisarán de tratamiento antidepresivo continuado a dosis bajas, la dosis mínima eficaz, para evitar las recaídas. La retirada del fármaco antidepresivo ha de ser lenta y gradual para evitar síntomas de abstinencia al interrumpir bruscamente el fármaco tras un tratamiento prolongado (Figuras 35 y 36) [72, 104, 126].

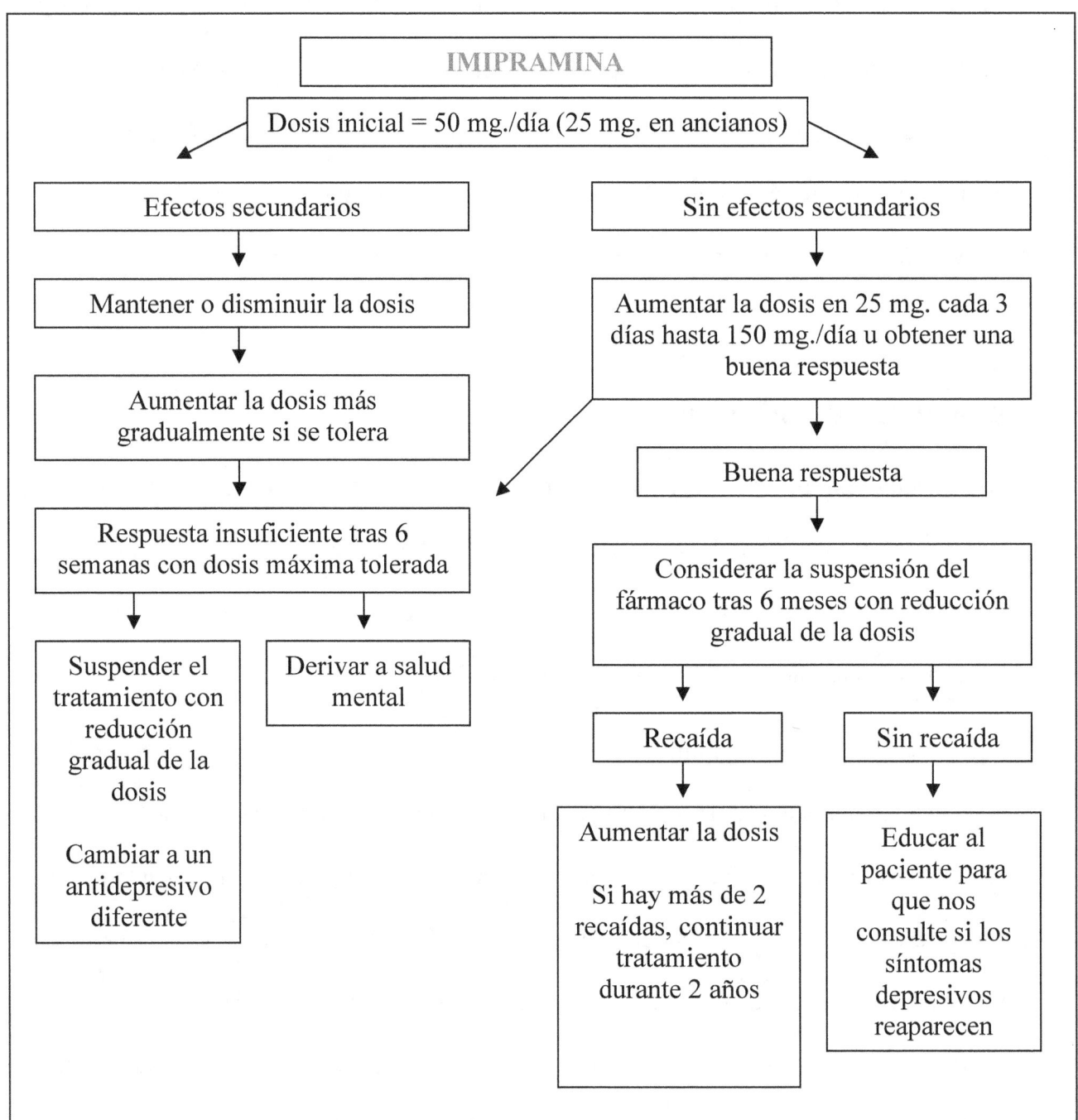

Figura 35.– Algoritmo de tratamiento de los ATD.

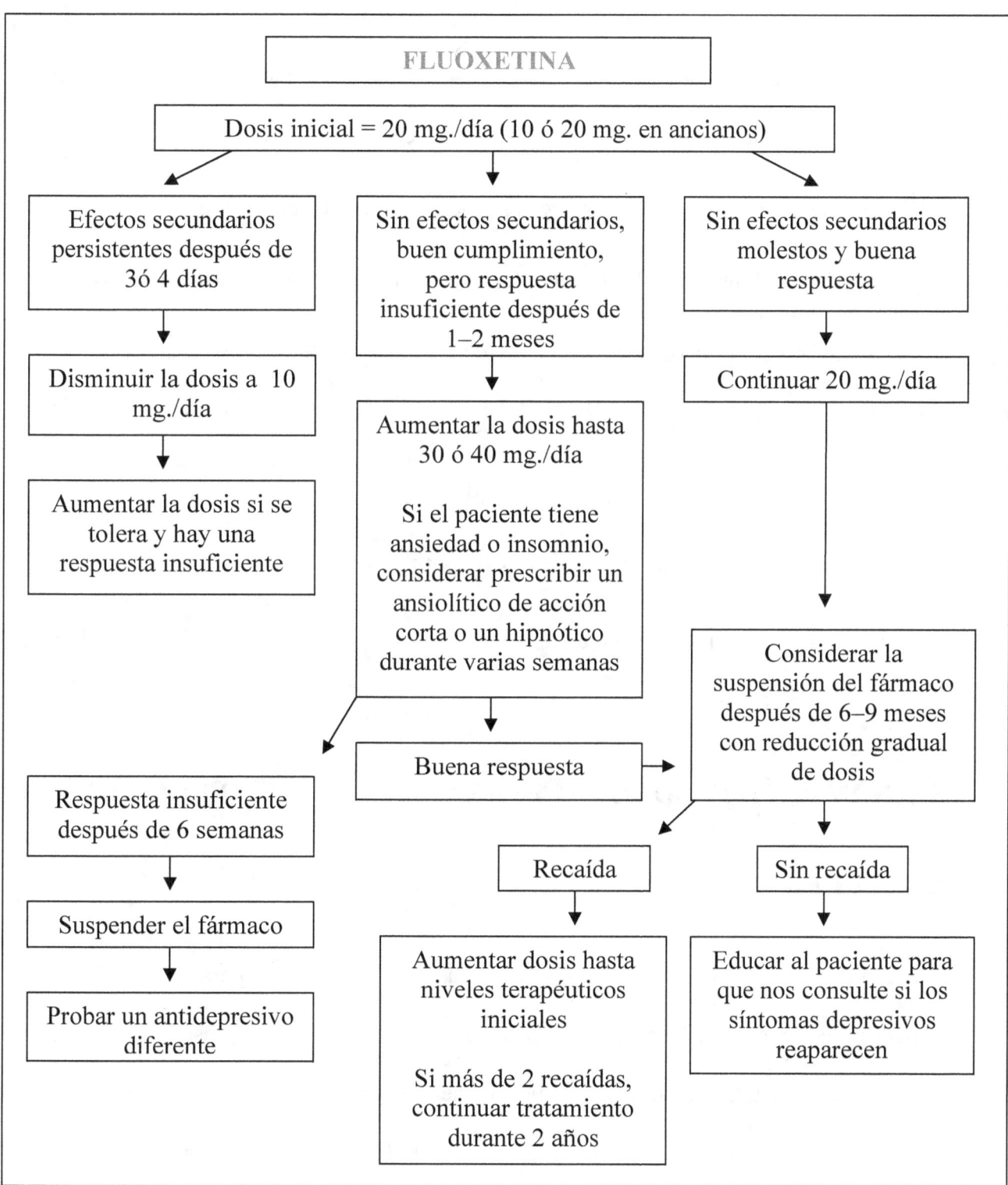

Figura 36.– Algoritmo de tratamiento de los ISRS.

ELECCIÓN DEL ANTIDEPRESIVO

Para la elección del fármaco a utilizar en fase aguda habrá que utilizar antidepresivos con probada eficacia y conociéndolos a fondo. Es recomendable:

– Acostumbrarse a manejar pocos fármacos, pero conocerlos bien.

– Hacer la elección adecuada del fármaco a emplear en cada caso concreto.

– Informar del período de latencia y de los posibles efectos secundarios.

– Explicar el plan de tratamiento y los objetivos a alcanzar.

– Instaurar una pauta de posología suficiente, en dosis y duración.

– Saber esperar la aparición del efecto antidepresivo.

– Asociar al antidepresivo un ansiolítico, cuando así lo requiera el cuadro clínico.

SEGUIMIENTO DEL PACIENTE EN TRATAMIENTO ANTIDEPRESIVO

Siempre se precisan unas visitas periódicas de seguimiento para poder explorar, contener, elaborar y buscar respuestas a las áreas conflictivas que presente el paciente. Las técnicas de ayuda psicoterapéutica pueden ser necesarias en estos pacientes y resultan muy valiosas, combinadas o no con medicación, en el tratamiento del paciente depresivo para potenciar la comunicación, las expectativas de mejoría y el cumplimiento del tratamiento [125].

En las visitas de seguimiento el médico debe:

- Recordar que la escucha empática, la contención y el apoyo son la base de cualquier relación de ayuda.

- Aplicar técnicas de ayuda específicas para el paciente deprimido.

- Buscar el apoyo y la colaboración de la familia en la recuperación del paciente, desaconsejando actitudes de infravalorar el problema o de excesiva sobreprotección.

- Hacer un seguimiento de la medicación pautada (cumplimiento, efectos adversos, etc.).

- Derivar al paciente que no mejore con un número acordado de visitas para evitar las relaciones cronificadas en que el médico es usado por el paciente para sustituir ilusoriamente relaciones y apoyos de los que carece.

- Considerar otros recursos de servicios sociales (grupos de autoayuda en casos crónicos).

En los pacientes graves o resistentes al tratamiento son necesarios abordajes más complejos que deben ser llevados a cabo por profesionales de salud mental.

Si se prescriben fármacos antidepresivos al principio conviene visitar al paciente a los 15 días para observar si hay respuesta al fármaco, valorar el cumplimiento y evaluar los efectos adversos (Tabla 21). Los principales efectos adversos suelen mejorar tras los primeros días de tratamiento y no empeoran al aumentar la dosis. Los efectos anticolinérgicos mejoran con medidas higiénicas: buena hidratación, dieta con fibra, etc.

TABLA 21.– Efectos secundarios de los antidepresivos de uso en atención primaria.						
Medicamento	Sedación	Efectos anticolinérgicos	Efectos cardiológicos	Hipotensión	Convulsiones	Efectos propios
Heterocíclicos:						
Amineptina	+	++	++	–	–	Trastornos hepáticos, Dependencia.
Amitriptilina	+++	+++	+++	+++	++	
Amoxapina	++	++	++	++	++	Efectos extrapiramidales, Galactorrea.
Clomipramina	+++	+++	+++	++	+++	
Doxepina	+++	+++	++	+++	++	
Imipramina	++	++	+++	++	++	
Lofepramina	+	++	++	++	+	
Maprotilina	++	++	++	++	+++	Convulsiones, Erupciones cutáneas.
Mianserina	+++	+	0	+	++	Discrasia hemática, Trastornos hepáticos.
Nortriptilina	+	++	++	+	+	
Trazodona	+++	+	+	++	0	Arritmia, priapismo.
Trimipramina	+++	+++	+++	++	++	
Viloxacina	+	+	++	+	0	Náuseas, vómitos.
ISRS:						
Fluoxetina	0	0	0	0	0/+	Náuseas, vómitos,
Fluvoxamina	0	0	0	0	0	cefaleas, anorexia, nerviosismo,
Paroxetina	0	0	0	0	0	insomnio,
Sertralina	0	0	0	0	0	disfunciones sexuales.
0 Carece ++ Moderado						
+ Leve +++ Intenso						

ABORDAJE TERAPÉUTICA DE LOS EFECTOS SECUNDARIOS DE LOS ANTIDEPRESIVOS

Principios generales del tratamiento de los efectos secundarios

1. Informar adecuadamente al paciente y darle consejos apropiados para minimizarlos. Mejorara la confianza en el médico y el cumplimiento del tratamiento.

2. Seleccionar el antidepresivo más apropiado, dependiendo del perfil de efectos secundarios y de los problemas médicos que tenga el paciente.

3. Alcanzar lentamente y mantener la dosis mínima eficaz durante todo el período de tratamiento.

4. En ancianos y niños las dosis usuales pueden ser mal toleradas, por lo que habrá que proceder con cuidado.

Abordaje de los efectos secundarios más frecuentes

1. *Molestias gastrointestinales*: suelen desaparecer en los primeros días o semanas de tratamiento, pero si es preciso pueden paliarse con:

   - Nauseas y dispepsia: dosis escalonada, antiácidos, anti-H2, domperidona, etc.

   - Diarrea: dieta astringente, loperamida, ciproheptadina (sobre todo con ISRS)

- Estreñimiento: aumento ingesta de líquidos y fibra, laxantes de volumen, betanecol (10-30 mg./día), etc.

2. *Aumento de peso*: es más frecuente con ATC. Recomendar modificación de dieta y aumento de ejercicio. Evitar los anorexígenos.

3. *Anticolinérgicos* (boca seca, visión borrosa, retención urinaria): evitar los ATC, sobre todo en ancianos; si no es posible, puede añadirse betanecol (10-30 mg./día).

4. *Disfunción sexual*:

   - Esperar que se produzca tolerancia (1 0 %).

   - Si la respuesta clínica antidepresiva es deficiente, cambiarlo por otro distinto (mirtazapina, nefazodona, reboxetina).

   - Si la respuesta a la depresión es adecuada, disminuir la dosis o modificar las tomas, o bien, añadir mirtazapina, nefazodona o yohimbina.

5. *Hipotensión ortostática y alteraciones del ritmo cardíaco*: evitar los ATC clásicos, sobre todo si existen riesgos asociados (p. ej. ancianos con riesgo de caídas o antecedentes de arritmias cardiacas).

También deben tenerse en cuenta las interacciones con otros fármacos al escoger tanto un ATC (Tabla 22), como un ISRS (Tabla 23) o un IMAO (Tabla 24).

Existe una discrepancia entre las interacciones teóricas y las clínicamente relevantes. En general, las más importantes son las que tienen con otros fármacos Serotoninérgicos (riesgo de síndrome serotoninérgico y toxicidad sobre el SNC).

Tabla 22.– Interacciones de los ATC.		
Sustancia	Efectos	Recomendaciones
Alcohol	– Más sedación. – Aumento toxicidad Amitriptilina, Trazodona y Manserina. – Reducción efecto Imipramina y Desipramina.	Evitar uso concomitante.
Antihistamínicos H1	– Más efectos anticolinérgicos.	Usar antidepresivos con menor efecto anticolinérgico.
Anticolinérgicos	– Retención urinaria. – Sequedad de boca. – Confusión.	
Cimetidina Anticonceptivos orales ISRS Antipsicóticos Verapamilo Cloranfenicol	– Incremento plasmático de ATC. – Toxicidad potencial.	
Dicumarínicos	– Aumento del efecto anticoagulante.	Ajustar dosis dicumarínico.
Clonidina Guanetidina Metil–Dopa	– Reducción del efecto antihipertensivo.	Evitar asociación.
Sulfonilureas	– Riesgo de hipoglucemia.	Ajustar dosis sulfonilurea.
IMAOs	– Hipotensión. – Síndrome serotoninérgico. – Potenciación. – Toxicidad SNC.	No asociar. Esperar 15 días después de finalizar el IMAO.
Fluoxetina	– Mayor toxicidad del ATC.	Vigilar toxicidad.
Benzodiacepinas	– Alteración coordinación fina de movimientos.	Informar del riesgo.
Simpaticomiméticos	– Crisis hipertensivas.	Evitar asociación.
L–DOPA	– Descenso nivel plasmático de ATC. – Agitación psicomotora.	

Tabla 23.– Interacciones de los antidepresivos ISRS.			
	Sustancia	Efectos	Recomendaciones
Comunes	Cimetidina	Aumento de toxicidad del ISRS.	Usar ranitidina o famotidina.
	Warfarina	Aumento efecto anticoagulante.	Controlar tiempo de protrombina.
	IMAO	Síndrome serotoninérgico.	Evitar.
Sertralina	Diazepam	Incremento del efecto.	Vigilar.
Fluvoxamina	Propranolol	Aumento efecto bloqueador β.	Vigilar.
	Teofilina	Aumento del efecto.	Evitar.
	Carbamacepina	Aumento de la toxicidad.	Evitar.
Fluoxetina	Litio	Manía.	Evitar.
	Antidiabéticos orales	Hipoglucemia.	Vigilar.
	Buspirona	Convulsiones	Evitar.
	Desipramina	Aumento de la toxicidad.	Evitar.
	Fenitoína	Aumento de la toxicidad.	Evitar.
	Fenotiazinas	Hipotensión ortostática.	Vigilar.
	Haloperidol	Aumento reacciones extrapiramidales.	Vigilar.
	Nifedipino	Aumento del efecto.	Vigilar.
	Pentazocina	Hipertensión, taquicardia.	Evitar.
	Trazodona	Aumento de la toxicidad.	Evitar.
	Ácido valproico	Aumento de la toxicidad.	Monitorizar niveles valproico.
	Verapamilo	Aumento del efecto.	Vigilar.

TABLA 24.– Alimentos y Fármacos que interaccionan con los IMAOs.		
Sustancias	Consecuencias	Recomendaciones
Alimentos ricos en tiramina: queso, yogur, vino, café, cerveza y vino tinto, habas, hígado, productos salados (salsa de soja) o ahumados (embutidos, salchichas), plátanos, higos, uvas, chocolate, caviar, aguacates, setas, regaliz, alubias, *Choucrute*, fresas, patés, etc.	Reacción tiramínica: crisis hipertensiva grave, cefalea, náuseas vómitos, sudación, fiebre, después de midriasis, fotofobia, hemorragia cerebral, dolor torácico, IAM.	Abstenerse durante el tiempo de tratamiento y hasta 15 días finalizarlo.
Antihistamínicos Metil–Dopa	Alucinaciones.	Evitar asociación.
ATC	Fiebre, coma, convulsiones, delirio, crisis maníaca.	Esperar 7 días desde la supresión del ATC.
ISRS Venlafaxina	Hipertermia, rigidez, confusión, delirio, coma.	Esperar 2 semanas antes de introducir un IMAO, 5 semanas si se utilizaba Fluoxetina.
Insulina Sulfonilureas Fenformina	Aumento del efecto hipoglucemiante.	Controlar la glucemia.
Propoxifeno	Sedación, somnolencia.	Precaución.
Bloqueadores β	Bradicardia, hipertensión arterial.	Control de frecuencia cardíaca y TA.
Adrenérgicos	Hipertensión arterial grave.	Evitar asociación.
L–DOPA	Crisis Hipertensivas.	Control TA. La interacción no se produce si se asocia Carbidopa.
Litio	Aumento toxicidad del Litio.	
Tramadol	Modifica el aclaramiento de Tramadol.	Evitar asociación.
Meperidina	Encefalopatía grave.	Evitar asociación.

Tratamiento Farmacológico del TEPT

A raíz de las 2 guerras mundiales se extrajeron **3 reglas de oro** para tratar el TEPT (aplicadas con éxito en Corea y Vietnam), a las que posteriormente se añadió una cuarta [49]:

1. **Inmediatez** (tratar el problema lo antes posible).

2. **Proximidad** (tratarlo lo más cerca posible de la línea de fuego).

3. **Expectativa** (el soldado debe volver lo antes posible a su cometido).

4. **Sencillez** (utilizar métodos terapéuticos elementales).

Podemos usar muchas técnicas y estrategias terapéuticas, a menudo de enfoques teóricos contrapuestos, en el abordaje del TEPT. Consideradas de forma aislada, ninguna puede ser etiquetada como superior al resto en cuanto a su efectividad para todo tipo de pacientes o bajo todo tipo de circunstancias [48, 49].

La evidencia empírica de las **intervenciones farmacológicas** indica que alrededor del 70 % de los pacientes se pueden beneficiar de un tratamiento farmacológico, con efectos terapéuticos que van desde moderados a importantes [92, 49].

En caso de iniciar tratamiento con fármacos, los expertos recomiendan que durante el inicio del tratamiento la frecuencia de las visitas para la administración de medicación sea semanal durante el primer mes, y cada 2 semanas a continuación. También pueden considerarse visitas cada semana durante los 3 primeros meses, y luego cada 2 semanas durante otros 3 meses.

Los fármacos de elección para el tratamiento del TEPT se exponen en la Tabla 25, en la que se presentan las indicaciones en función de los factores de riesgo y los síntomas diana del TEPT.

Tabla 25.– Medicación en el TEPT		Medicamentos de elección	Segunda opción
Factores de Riesgo: Combate, batalla Trauma sexual (en adulto) Accidentes Desastre natural Víctima de violencia o tortura		– ISRS – Nefazodona – Venlafaxina	– ATC – Estabilizadores del humor (p.ej. divalproex)
Síntoma predominante	Pensamientos o recuerdos intrusivos Flashbacks Insensibilidad hacia los demás, pérdida de interés	– ISRS – Nefazodona – Venlafaxina	– ATC
	Pánico, conductas de evitación	– ISRS – Nefazodona – Venlafaxina	– ATC – BZD (p.ej. clonazepam)
	Ansiedad general (hiperalerta, hipervigilancia)	– ISRS – Nefazodona – Venlafaxina	– ATC – BZD – Antiadrenérgicos – Buspirona

En la Tabla 26 se exponen las indicaciones de los expertos para el tratamiento del TEPT asociado a ansiedad, depresión y otras situaciones concomitantes.

Tabla 26.– Medicación del TEPT asociado a patologías concomitantes		
	Medicamentos de elección	Segunda opción
Trastorno de ansiedad generalizada Trastorno obsesivo–compulsivo Trastorno de pánico Fobia social	– ISRS * – Nefazodona * – Venlafaxina *	– ATC – BZD (p.ej. Clonazepam)
Trastorno depresivo unipolar	– ISRS – Nefazodona – Venlafaxina – ATC	
Trastorno bipolar, fase depresiva	– ISRS – Nefazodona – Venlafaxina – Estabilizadores del humor (p.ej. divalproex)	– ATC
Desorden bipolar, fase maníaca o hipomaníaca	– Estabilizadores del humor (p.ej. divalproex)	– Antipsicóticos
*.– Los expertos coinciden al afirmar que los fármacos más efectivos, más seguros y más aceptables en los adultos son los ISRS la Nefazodona y la Venlafaxina.		

La Venlafaxina presenta una serie de interacciones farmacológicas especiales (Tabla 27).

Tabla 27.– Interacciones farmacológicas Venlafaxina.	
Cimetidina	Riesgo de toxicidad.
IMAOs	Posible efecto serotoninérgico. Esperar unas 2 semanas antes de introducir IMAO.
Meperidina	Posible síndrome serotoninérgico.
Triptófano	Posible síndrome serotoninérgico.

En cuanto a la **dosificación**, las pautas se exponen en la Tabla 28.

Tabla 28.– Dosificación de los antidepresivos.			
Medicación	Dosis inicial en adultos (mg./día)	Dosis de mantenimiento en adultos (mg./día)	Dosis máxima (mg./día)
ISRS´s:			
Citalopram	20	20–40	60
Fluoxetina	10–20	20–50	80
Fluvoxamine	50	100–250	300
Paroxetina	10–20	20–50	50
Sertralina	25–50	50–150	200
Otros Antidepresivos:			
Nefazodona	100	300–500	600
Venlafaxina	75	75–225	225
Estabilizadores del humor:			
Divalproex	500	500–1500	2000
Antipsicóticos:			
Haloperidol	2	2–10	20
Risperidona	1	2–6	8
Olanzapina	5	5–15	20
Quetiapina	50	100–400	800
Medicación antiansiedad:			
Buspirona	15	20–60	60
Alprazolam	1	1–4	4
Clonazepam	1	1–4	4

En caso de que, tras iniciar el tratamiento con una pauta, nos veamos obligados a **modificarla** por no existir respuesta (una reducción de menos de un 25 % de los síntomas, los expertos recomiendan las siguientes pautas (Tabla 29).

La medicación inicial recomendada es comenzar con un ISRS durante al menos 8 semanas (2 meses), evaluando la respuesta cada 1–2 semanas e incrementando la dosis si fuera necesario. Si tras estas 8 semanas:

- **No responde**: modificación por Nefazodona o Velafaxina.

- la **respuesta** es **parcial**: añadir un estabilizador del humor (p.ej. divalproex).

Si el paciente presenta otros problemas significativos, tendremos que considerar:

- Para el **insomnio severo**: tratamiento a corto plazo con Trazodona.

- para la **ansiedad**: tratamiento a corto plazo con una BZD o a largo plazo con Buspirona.

- Para trastornos concomitantes de desorden bipolar, irritabilidad marcada, enojo o conducta violenta: añadir un estabilizador del humor (p.ej. divalproex).

¿Durante cuanto tiempo es necesaria la medicación?

- Para el TEPT agudo (síntomas < 3 meses de duración), muchos expertos recomiendan mantener la medicación durante 6–12 meses. Para el TEPT crónico (síntomas > 3 meses), se recomienda continuar tomando la medicación durante al menos 12–24 meses, y quizás más tiempo aun si siguen presentándose síntomas significativos.

Cómo se cambia la medicación

Al usar Antidepresivos hay que tener siempre presente que el tiempo de espera necesario para realizar el cambio de un tipo a otro (**periodo de lavado**) es de 2 semanas (5 semanas en el caso de que sea desde la Fluoxetina).

Tabla 29.– Modificación de las pautas terapéuticas	
Si el fármaco inicial era…	Modificarlo por…
ISRS	– Nefazodona – Venlafaxina – ATC – IMAO – Un ISRS distinto – Estabilizadores del humor (p.ej. divalproex)
Nefazodona	– **ISRS** * – Venlafaxina – ATC – IMAO – Estabilizadores del humor (p.ej. divalproex)
Venlafaxina	– **ISRS** * – Nefazodona – ATC – IMAO – Estabilizadores del humor (p.ej. divalproex)
Estabilizadores del humor administrado para reacciones explosivas, irritación, agresividad o conducta violenta	– Otro Estabilizador del humor – ISRS – Antipsicótico atípico – Venlafaxina – Nefazodona – ATC
Estabilizadores del humor administrado a pacientes con TEPT y trastorno bipolar concomitante	– Continuar con el Estabilizador del humor – Añadir un ISRS
Un Antipsicótico atípico administrado para reacciones explosivas, irritación, agresividad o conducta violenta	– **Estabilizador del humor** * – Antidepresivo – Otro Antipsicótico atípico
Un Antipsicótico atípico administrado para síntomas marcados de flashback, disociativos o psicóticos asociados con TEPT	– Estabilizador del humor – Antidepresivo – Otro Antipsicótico atípico – Antipsicótico convencional
*.– de elección.	

Cuando remitir a la Atención Psiquiátrica Especializada (*APE*)

Los médicos militares, como médicos de Atención Primaria, pueden decidirse por la APE en cualquier momento, en función de lo habituado que esté con la terapéutica del TEPT, las necesidades y preferencias del paciente, y la disponibilidad de otros servicios. En cualquier caso, habrá que derivar a la APE en las siguientes situaciones:

- El paciente presenta síntomas de TEPT graves de forma persistente, que no han respondido al menos a 1 intento terapéutico correcto en dosis y duración.

- El paciente ha tenido pensamientos o comportamientos suicidas.

- El paciente ha presentado problemas persistentes con los efectos secundarios de la medicación.

- El paciente tiene problemas de abuso de sustancias.

- El paciente presenta otos problemas psiquiátricos serios (como depresión, ansiedad, etc.) que no han mejorado con el tratamiento.

- El paciente está bajo otros estresores y/o tiene un *soporte social* limitado.

Curiosidades terapéuticas

El ejército británico, apoyándose en su experiencia, propone que el **alcohol** puede ser usado con moderación (p. ej. 1 ración diaria de cerveza) como método efectivo para levantar la moral de la tropa y tratar los efectos del estrés de combate [127].

Conclusión

Simplemente recordar que a pesar del correcto diagnóstico y tratamiento, el curso y pronóstico del TEPT es fluctuante, aunque la mayoría se recupera (sólo un 10 % no mejora o empeora).

PREVENCIÓN

Para prevenir los riesgos derivados del estrés laboral destaca la importancia de **reconocer** en vez de negar los **estresores** propios de la **función laboral**. La negación impide la anticipación preventiva y la planificación organizacional, así como la preparación óptima individual para el desempeño de las demandas. Tampoco conviene sobredimensionar la eficacia de la prevención del estrés, salvo cuando el estresor sea razonablemente esperable y no demasiado complejo.

Gracias a la primera encuesta europea sobre las condiciones de trabajo, se pudo cuantificar la prevalencia de la combinación de un trabajo muy exigente y de poco control sobre el trabajo en la mayoría de los Estados miembros de la UE, llegando a la conclusión de que *"la prevención del estrés debe claramente figurar entre las prioridades absolutas de la salud en el trabajo y de las políticas de seguridad e higiene"* [128].

Dado que el estudio de la Agencia Europea para la Seguridad y la Salud en el Trabajo publicado en 1.999 indica que los costes relacionados con el estrés en el trabajo equivalen al menos a 20.000 millones de euros anuales, y que gran parte de ello puede prevenirse, existen razones éticas y económicas que abogan por la prevención del estrés y el fomento de la salud [128, 129].

Como ya se ha dicho al hablar del modelo psicosocial de Demanda–Control–Apoyo, mucha exigencia y mucho margen de maniobra suponen un desafío. La prevención de este último no es necesaria, pues canaliza adecuadamente la energía que produce el estrés, y para la mayoría de las personas representa el *"live motive"*. Sabido es que el desafío puede ir demasiado lejos y traducirse en un desgaste mayor del organismo.

NIVELES DE PREVENCIÓN

Puede considerarse que la **prevención primaria** consiste en modificar determinados estresores a nivel de la empresa y del entorno de trabajo. Con la **prevención secundaria** se intenta modificar las respuestas individuales a dichas exposiciones. El objetivo de la **prevención terciaria** es minimizar las tensiones que dichas exposiciones causan a los individuos y a las empresas.

Una dificultad evidente de la **prevención primaria** reside en que lo que le va bien a un trabajador no le sirve a otro. Se desprende de ello la necesidad de un **enfoque polifacético** de la prevención del estrés para alcanzar el objetivo de *"trabajadores sanos en empresas sanas"*. Cabe abordar el estrés relacionado con el trabajo en **4 niveles**: el del trabajador, el de la empresa, el del país y el de la Unión Europea.

1. **Prevención a nivel del trabajador**: es necesario prevenir en primera línea el estrés creado por una estimulación insuficiente, excesiva o errónea, junto con la imposibilidad de controlar la situación y la falta de apoyo social, o la inadecuación entre el esfuerzo y la recompensa.

2. **Prevención a nivel de la empresa**: hay que reducir las condiciones generadoras de estrés en el lugar de trabajo, puede lograrse en gran parte mediante sencillos cambios por parte de la empresa, como son:

   - Dar al trabajador el tiempo necesario para realizar su trabajo gratamente.

   - Dar al trabajador una descripción clara del trabajo que va a realizar.

- Recompensar al trabajador por un buen rendimiento laboral.

- Crear vías para que el trabajador tenga la oportunidad de exponer sus quejas, y tomarlas seriamente en consideración con diligencia.

- Armonizar la responsabilidad y la autoridad del trabajador.

- Clarificar los objetivos y la filosofía de la empresa, y adaptarlos a los propios objetivos e ideales del trabajador, siempre que sea posible

- Favorecer el control o la satisfacción del trabajador por el producto terminado fruto de su trabajo

- Futuro profesional: evitar la ambigüedad en las oportunidades de ascensos y de desarrollo de la carrera; potenciar el aprendizaje permanente.

- Las largas distancias entre el lugar de trabajo y el domicilio, y unos transportes públicos insuficientes: Que obligan al trabajador a dedicar mucho tiempo a su trayecto, a menudo en condiciones incómodas, peligrosas o desagradables que son difíciles de controlar.

3. **Prevención a nivel del país**: los interlocutores del mercado de trabajo deben estudiar posibles mejoras organizativas para prevenir el estrés y la enfermedad relacionados con el trabajo, por lo que respecta a:

- Horarios de trabajo: diseñar horarios de trabajo que no entren en conflicto con las exigencias y responsabilidades no relacionadas con el trabajo.

- Participación/control: permitir que los trabajadores tomen parte en las decisiones o actuaciones que afecten a sus puestos de trabajo.

- La carga y el ritmo de trabajo: hay que evitar tanto la falta como el exceso de trabajo, asegurándose de que las tareas sean compatibles con las capacidades y los recursos del trabajador. Hacer posible la recuperación después de tareas arduas, físicas o mentales, aumentando el control que ejercen los trabajadores en diversas características del trabajo.

- Contenido: diseñar las tareas para que tengan sentido, estimulen, generen satisfacción y la oportunidad de poner en práctica los conocimientos.

- Roles: definir claramente los roles y las responsabilidades en el trabajo.

- Entorno social: brindar oportunidades de interacción social, incluidos el apoyo social y emocional, y la ayuda mutua entre compañeros de trabajo.

- Fomentar la tolerancia, la seguridad y la justicia en el lugar de trabajo

- Eliminar las exposiciones a factores físicos peligrosos

- Estudiar los fallos y los aciertos, sus causas y sus consecuencias, de actuaciones pasadas en materia de salud y seguridad en el trabajo, con vistas a acciones futuras; aprender a evitar los fallos y a fomentar los aciertos, para una mejora gradual del entorno de trabajo y de la salud.

4. **Prevención a nivel de la UE** [32, 130]: las iniciativas a desarrollar quedan reflejadas en la Resolución del Parlamento A4–0050/99, de 25 de febrero de 1.999, en la que, entre otras cuestiones, se estima que:

  - Se debe adaptar el trabajo a las capacidades y necesidades de las personas, y no a la inversa. Evitando que surja una disparidad entre las exigencias del trabajo y las capacidades de los trabajadores será posible conservar a los mismos hasta la edad de la jubilación.

  - Las nuevas tecnologías deberían utilizarse para conseguir estos objetivos.

  - Insta a la Comisión a que examine los nuevos problemas que no están cubiertos por la actual legislación, es decir, el estrés, el agotamiento profesional, la violencia y la amenaza de violencia por parte de la clientela y el acoso en el lugar de trabajo.

  - Las enfermedades musculoesqueléticas y los factores psicosociales constituyen la mayor amenaza moderna para la salud de los trabajadores.

- Los problemas laborales se derivan de una falta de autonomía en el lugar de trabajo, del trabajo monótono y repetitivo, y del que carece de variedad de contenido. Se debe prestar atención a la importancia de la ergonomía para la mejora de las condiciones de salud y seguridad en el lugar de trabajo.

- El principio de *gestión de la seguridad*, en virtud del cual el control de los riesgos en el entorno de trabajo, así como el desarrollo de la seguridad y el aumento del bienestar de los trabajadores, son considerados como parte de la actividad normal del lugar de trabajo, y esto ha de ser llevado a cabo con la cooperación de la dirección y los trabajadores.

Actualmente tanto en la Unión Europea como en otros lugares, la mayoría de los enfoques de prevención del estrés se orientan únicamente hacia la prevención **secundaria** o **terciaria**. Casi todas las empresas incluyen gimnasios en el lugar de trabajo, programas para dejar el tabaquismo, control alimentario, clases de relajación y ejercicios, chequeos médicos, consultas psicológicas o alguna combinación de estos métodos, presentados como un programa con diversos módulos del que pueden beneficiarse los trabajadores y, en algunos casos, sus cónyuges [131].

Entre las estrategias de Intervención para la Prevención y el Manejo del estrés podemos diferenciar las que deben realizarse a **Nivel Organizacional**, las más adecuadas para atajar los estresores en la base del proceso de estrés dada la cantidad, diversidad e importancia de los estresores identificados, y las que se realizarán a **Nivel Individual**.

Teniendo en cuenta que dadas las limitaciones de este trabajo no podemos realizar una revisión detallada, puede decirse que a **Nivel Organizacional**, las Estrategias de Intervención serían:

– Mejora de las condiciones ambientales.

– Enriquecimiento del puesto de trabajo.

– Cambios en los horarios de trabajo.

– Estilos de dirección y liderazgo.

– Planes de carrera.

– Clima organizacional, etc.

En el mismo sentido, a **Nivel Individual**, las Estrategias de Intervención, serían, entre otras [24]:

– Técnicas de relajación y meditación: Como la relajación progresiva de Jacobson, con contracción–relajación de cada parte del cuerpo en función de la sensación de tensión apreciado por el propio individuo. Las técnicas de meditación (como relajación mental) extraídas de la filosofía oriental potencian de forma sistemática las tradicionales actividades de meditación (escuchar música, contemplar un paisaje agradable, etc.).

– Técnicas de *biofeedback*.

– Práctica de ejercicio físico y mantenimiento de la buena condición física.

– Técnicas cognitivas y de autocontrol.

Para hablar de la prevención del mobbing en el medio laboral, debemos de hablar de la obligación de los empresarios ante la LPRL de ofrecer protección y seguridad frente a los riesgos del trabajo a sus empleados; entre los que estrían los psicosociales.

En este sentido, podemos hablar de las actuaciones de los **Servicios de Prevención**, para evaluar estos riesgos y adoptar medidas para su prevención; podemos hablar de las actuaciones de la **Inspección de Trabajo** para velar por el establecimiento de un ámbito de trabajo saludable y no hostil para los trabajadores, y para sancionar a empleados y empresarios; podemos hablar de las actuaciones del **poder legislativo** y **político** dirigidas a legislar mejorar el control del acoso moral laboral; así como del papel de la autoridad judicial, como garante del cumplimiento de dichas normas. También podemos hablar del papel de los **Sindicatos**, o del de la **Universidad**. De la importancia de la educación y de la cultura de todos los estamentos sociales.

En definitiva, de cómo la sociedad puede conseguir que nuestros centros de trabajo tengan unos climas laborales donde las relaciones interpersonales sean adecuadas y satisfactorias, y donde el trabajo pueda contribuir a la realización de las personas y no a su embrutecimiento y autodestrucción. Y podemos hablar de cómo podemos conseguir que nuestros empresarios garanticen dicho ambiente en nuestros centros de trabajo, así como les obliga la legislación vigente.

Sin embargo, creo que aquí podemos también hablar de algo mucho más interesante para prevenir el mobbing. Podemos hablar de la importancia de un ambiente laboral construido sobre las personas, sobre los valores y no sobre el lucro. En este ambiente el **Desarrollo Organizacional** corresponde a un *"nuevo concepto de análisis y estudio del desarrollo de las organizaciones empresariales, basado en el estudio de la dependencia* *existente entre las relaciones interpersonales en el seno de la empresa y el éxito profesional y empresarial*". Algo tan simple y tan demostrado como la relación que existe entre el éxito empresarial y las relaciones interpersonales parece no haber sido apreciado más que por una minoría de los empresarios.

Para contribuir a crear y desarrollar dicho ambiente en la empresa se debería de desarrollar una **Unidad de Psicosociología aplicada del Servicio de Prevención**. Las funciones que correspondería desarrollar a dicha Unidad de Psicología Aplicada para el desarrollo del cambio y, en definitiva, de la Calidad de Vida Profesional, serían las siguientes:

1. Diseño de estrategias para la evaluación de los riesgos psicosociales de la organización del trabajo.

2. Evaluación de los riesgos laborales de índole psicológica, psicosocial y organizativos.

3. Formulación y ejecución de proyectos y planes para el desarrollo de la **Calidad de Vida Profesional**, que comprenderá actuaciones para la atención de los diferentes parámetros (recogidos en el Tabla 30).

Tabla 30. Proyectos y planes para el desarrollo de la Calidad de Vida Profesional:
– Aumentar las capacidades de trabajo en equipo, delegación de funciones y participación de colaboradores, de los cuadros directivos de la empresa. – Fomentar la motivación de los trabajadores y la disminución del absentismo psíquico, mediante la promoción de mecanismos de feedback, autonomía, importancia, variedad e identidad. – Promover el contrato psicológico de la dirección con los empleados. – Gestionar el estrés laboral. – Promover las diferentes fuentes de apoyo social internas y externas a la empresa. – Promover el pensamiento positivo y la creencia de autoeficiencia entre los empleados. – Fomentar el desarrollo de las capacidades de relajación de los empleados. – Fomentar las capacidades de comunicación asertiva de los empleados. – Fomentar la expresión de las capacidades emotivas educadas y adecuadas de los empleados. – Fomentar las capacidades de control de todo tipo de los empleados: la procesual, contingencial, cognitiva, emocional, conductual y existencial. – Fomentar las capacidades de gestión del tiempo libre. – Mejorar los procesos de comunicación interna de la empresa.

BIBLIOGRAFÍA

1. Ley 17/1.999, de 18 de mayo, de Régimen del Personal de las Fuerzas Armadas. Exposición de motivos.

2. Ahrenfeldt R.H. Psychiatry in the Brithish Army in the Second World War (Routledge & Kegan Paul, 1.958).

3. General Kerwin W.J. Discurso de despedida del Ejército. 1.978. Pag. 18.

4. Guiote Linares M.J. Asistencia sanitaria en Irak. El Médico. Profesión y Humanidades. Nº 882, pag. 12–13.

5. Ergonomía y Psicosociología Aplicada. Master en Riesgos Laborales. Instituto Europeo de Salud y Bienestar Social. Rev. 4. Organización: estructura. Características de la empresa, del puesto e individuales. Pag. 294–313.

6. Chiavenatto, I. Administración de Recursos Humanos, Prentice Hall, México, 1.995, pag. 360.

7. Ergonomía y Psicosociología Aplicada. Master en Riesgos Laborales. Instituto Europeo de Salud y Bienestar Social. Rev. 4. Factores de naturaleza psicosocial. Pag. 283–293.

8. Luczak H. Work Ander extreme conditions. Ergonomics, 1.991. Nº 34, pag. 687–720.

9. Peiro, J. M., Desencadenantes del estrés laboral, Eudema, Madrid, 1.993. Pag. 11.

10. Warr P, Cook J, Wall T. Scales for the measurement of some work attitudes and aspects of psychological wellbeing. J Occup Psychol 1.979; 52: 129–148.

11. Steiner D, Truxillo D. An improved test of the disaggregation hypothesis of job and life satisfaction. J Occup Psychol 1.989; 62: 33–39.

12. House J et al. Occupational stress and health among men and women in the Tecumseh Community Health Study. J Health Soc Behav 1.986; 27: 63–77.

13. Clegg Ch, Wall T, Kemp N. Women on the assembly line: A comparison of main and interactive explanations of job satisfaction, absense and mental health. J Occup Psychol 1.987; 60: 273–287.

14. Maslach C, Jackson S. The measurement of experienced burnout. J Occup Psychol 1.981; 2: 99–113.

15. Melville A. Job satisfaction in general practice: implications for prescribing. Soc Sci Med 1.980; 14a: 495–499.

16. Mira J et al. Absenteeism as a symptom of occupational ill–health in hospitals and its repercussion on quality assurance. Quality Assurance Health Care 1.992; 4: 273–287.

17. Mira J et al. Prescripción de psicotropos por médicos generalistas y niveles de satisfacción y de estrés laboral percibidos. Rev Psicología Social Aplicada, 1.992. En prensa.

18. Peiró J et al. El cuestionario de Satisfacción Laboral de profesionales de la salud de equipos de atención primaria. Rev Psicología de la Salud 1.989; 1: 135–174.

19. Apuntes CEDE (Centro Documentación de Estudios y Oposiciones): Psicólogo Interno Residente (PIR). Tema 6: Trastornos de estado de ánimo. Pag. 117–118. 2.002

20. Apuntes CEDE (Centro Documentación de Estudios y Oposiciones): Psicólogo Interno Residente (PIR). Tema 4: Estrés y afrontamiento. Pag. 31–43. 2.002

21. Jaspers K. Apéndice: Historia de la psicopatología como ciencia. En Psicopatología General. Editorial Beta. Buenos Aires, 1.975.

22. Diez C. Clasificación de los trastornos de ansiedad. En Trastornos afectivos: ansiedad y depresión. Editado por Vallejo Ruiloba J. y Gastó Ferrer C. Salvat editores, S.A. Barcelona. 1.990.

23. Gelder M.G. Clasificación de los Trastornos de ansiedad. En Diagnóstico en psiquiatría. Editado por Guimón J., Mezzich J.E., Berrios G.E. Salvat editores, S.A. Barcelona. 1.988.

24. Ergonomía y Psicosociología Aplicada. Master en Riesgos Laborales. Instituto Europeo de Salud y Bienestar Social. Rev. 4. Problemas y consecuencias de los factores psicosociales. Pag. 314–337.

25. Melgosa J., ¡Sin estrés!, Asociación Casa Editora Sudamericana, Buenos Aires, 1.994, pag. 19.

26. Selye, H.: A syndrome produced by diverse nocuous agents. Nature (Lond.), 138, 32, 1.936.

27. Selye, H.: The evolution of the stress concept – stress and cardiovascular disease. En: Levi, L. (ed.): Society, stress and disease. Vol. 1: The psychosocial environment and psychosomatic diseases. Londres: Oxford University Press, pag. 299–311, 1.971.

28. Lazarus R, Folkman S. Estrés y procesos cognitivos. Barcelona: Martínez Roca SA; 1.986.

29.   Robbins, S., Comportamiento Organizacional, Prentice Hall, Méjico, 1.994, Pág. 653, 669

30.   Barron P, Barron J. Estrés laboral en las pequeñas y medianas empresas de Rio Cuarto. http://psiconet.com.

31.   HSC: Managing stress at work. Discussion Document. Londres: Health and Safety Commission, 1.999. HSE: Developing an occupational health strategy for Great Britain. Discussion document. Londres: Health and Safety Executive, 1.998.

32.   NIOSH: Stress at work. Cincinnati, Ohio: autor, 1.999 (DHHS NIOSH Publication No. 99–101).

33.   FORJA Consultores. Programa autoinstruccional: Manejo creativo del estrés. Diciembre 2.000. Caracas, Venezuela. En web: http://www.forja.com

34.   Bermúdez J. Afrontamiento: aspectos generales. En Manual de psicología de la personalidad, Fierro A, compilador. Buenos Aires: Paidós; 1.996 p. 177–209.

35.   Fierro C, Jiménez J. Bienestar y consecuencias de afrontar un evento impactante en jóvenes. Estudios de Psicología 1.999; 62: 39–54.

36.   Moos R, Billings A. Conceptualizing and measuring coping resources and processes. En Handbook of stress. Theoretical and clinical aspects, Goldberger L, Bresnitz S, compiladores. Nueva York: Free Press, Macmillan; 1.982.

37.   Karasek, R., y Theorell, T.: Healthy work – stress, productivity and the reconstruction of working life. Basic Books, Nueva York, 1.990.

38.   Johnson, J.V. y Hall, E.M.: Job strain, workplace social support and cardiovascular disease: A cross–sectional study of a random sample of Swedish working population. Am J Public Health 78:1336–1342, 1.988.

39. Godoy V., Moreno J. E. Coping and neuroticism in relation to asthma severety. Archivos de Alergia e Inmunologia Clinica 2.002; 33; 2: 53–57)

40. Costa P, McCrae R. The NEO–Personality Inventory Manual. Odessa Fl.: Psychological Assessment Resources; 1.995.

41. Peiro, J. M., Salvador, A., Control del estrés laboral, Eudema, España, 1.993.

42. Agencia Europea para la Seguridad y la Salud en el Trabajo: The economic effects of occupational safety and health in the Member States of the European Union. Bilbao: Agencia Europea, 1.999.

43. Ergonomía y Psicosociología Aplicada. Master en Riesgos Laborales. Instituto Europeo de Salud y Bienestar Social. Rev. 4. Carga mental en el trabajo. Pag. 258–282.

44. Fernández Jiménez M. Algunos aspectos del Mobbing laboral. WWW.PrevenciónIntegral.com

45. Mingote C., Torres Imaz F.M., Ruiz S. Trastorno por estrés postraumático. FMC. Vol. 6, Nº 7. 1.999. Pag. 428.

(http://db.doyma.es/cgibin/wdbcgi.exe/doyma/mrevista.resumen?pident=6478)

.

46. Kaplan H. I, Sadock B. J, Grebb J. A. Sinopsis de Psiquiatría: Ciencias de la conducta. Psiquiatría Clínica. Editorial Panamericana, 1.997. Pag. 622.

47. DSM–IV

48. Wolfe ME, Mosnaim AD. Postraumatic Stress Disorder: Etiology, Phenomenology and Treatment. American Psychiatric Press, Washington DC; 1.990: 204–225.

49. M. Isabel Hidalgo. Monografía Aula Médica: Trastornos por estrés postraumático. Año X6, N° 3, Julio–Agosto 2.001. (http://www.grupoaulamedica.com/web).

50. Quick, J.C., Quick, J.D., Nelson, D.L. y Hurrell Jr., J.J.: Preventive Stress Management in Organizations. Washington, D.C.: American Psychological Association, 1.997.

51. Hunt J.G., Blair J.D. Leadership on the Future Battlefield. Ed. Pergamon Brassey´s. 1.985. Pag. 215.

52. James G. Hunt, John D. Blair. Leadership on the Future Battlefield. Ed. Pergamons Brassey´s. 1.985. Pag. 215.

53. Coker W J, Bhatt B M, Blatchley N F, Graham J T. Clinical findings for the first 1.000 Gulf war veterans in the Ministry of Defence's medical assessment programme. BMJ 1.999; 318: 290–294.

54. General Romeo Dallaire. Misión de Paz Canadiense en Ruanda. MoveOn Peace, Formerly 9–11 Peace.org. 2.002. (http://www.tv.cbc.ca/national/pgminfo/ptsd/wounds.html)

55. Alan Fontana, Ph.D., Brett Litz, Ph.D., Robert Rozsenheck, M.D. Impact of Combat and Sexual Harassment on the Severity of Posttraumatic Stress Disorder among Men and Woman Peacekeepers in Somalia. The Journal of Nervous And Mental Disease, Vol. 188, N° 3, 2.000: 163–169.

56. van der Kolk, McFarlane & Weisaeth (Eds.) (1.996). Traumatic Stress: the effects of overwhelming experience on mind body and society. Guilford Press, 1.996. (http://www.amazon.com/exec/obidos/ASIN/1572300884/liceduardcazaba).

57. "El Estado de la Seguridad y la Salud en la Unión Europea", Proyecto de la Agencia Europea, Informe Nacional de España, de Junio de 1.999. Pag. 3–4, 100 a 107.

58. Anastasi A. Psychological Testing. MacMillan, NY, 1.968.

59. Argimón JM, Jiménez J. Métodos de investigación. Aplicados a la atención primaria de salud. Barcelona: Doyma, 1.991.

60. Smith P et al. The measurement of satisfaction in work and retirement. Chicago: Rand McNally, 1.969.

61. Cross D. The worker opinion survey: a measure of shop–floor satisfactions. Occup Psychol 1.973; 47: 193–208.

62. Warr P, Cook J, Wall T. Scales for the measurement of some work attitudes and aspects of psychological wellbeing. J Occup Psychol 1.979; 52: 129–148.

63. Lichestein R. Measuring the job satisfaction of physicians in organized settings. Med Care 1.984; 22: 56–68.

64. Aranaz J, Mira J, Rodríguez J. La satisfacción de los profesionales como un aspecto más del control de calidad en los hospitales. Todo Hospital 1.987; 47: 53–60.

65. Mira J et al. Satisfacción y estrés laboral en médicos generalistas del Sistema público de salud. Atención Primaria, Vol. 14, Núm. 10, Diciembre 1.994. Pág 1.135–1.140 (67–74).

66. Cooper C et al. Mental health, job satisfaction, and job stress among general practitioners. Br Med J 1.989; 2.948: 366–370.

67. Díez M et al. Aspectos generales de la formación del residente de cirugía en España. Rev Quir Esp 1.988; 15: 60–65.

68. Sánchez L et al. Prevalencia del tabaquismo en la profesión médica. Med Clin (Barc) 1.988; 90: 404–407.

69. Mozota J et al. Resumen de la encuesta de satisfacción del personal en el Hospital Nacional Valdecilla. Todo Hospital 1.990; 67: 21–28.

70. Mechanic D. General medical practice: some comparisons between the work of primary care physicians in the United States and England and Wales. Public Expectations Health Care. Nueva York: Wiley, 1.972.

71. OMS: The health of youth – a cross–national study. Copenhague: Publicaciones regionales de la OMS, serie europea, n° 69, 1.996.

72. Echevarría Pérez R., de Sanmamed Santos F., Iglesias Serrano C., Moretó Reventós A., Rodríguez Morató M. Protocolo de ansiedad y depresión. FMC – Protocolos.

73. Eve B. Carlson, Ph.D., Josef Ruzek, Ph.D. Effects 0f Traumatic Experiences. A National Center for PTSD Fact Sheet (http://www.ncptsd.org/facts)

74. Edna B. Foa, Elizabeth A. Hembree, David Riggs, Sheila Rauch, Martin Franklin. Common Reactions to Trauma. Center for the Treatment and Study of Anxiety. Department of Psychiatry, University of Pennsylvania. (http://www.ncptsd.org/facts)

75. Lehmann HE. Rasgos clínicos de los trastornos afectivos. En: Kaplan HI, Sadok BJ, editores. Tratado de psiquiatría. Barcelona: Salvat Ed., 1.990.

76. Ayuso JL. Trastornos de angustia. Barcelona: Ed. Martínez Roca, 1.988.

77. Maslach C, Jackson SE Maslach Burnout Inventory. Manual Research Edition. University of California. Palo Alto C.A.: Consulting Psychologist Press, 1.986. (Existe traducción española del manual publicado por TEA en 1.977. Madrid).

78. Freudenberger H Staff burnout. Journal of Social Issues 1.974; 30: 159–165.

79. Daniel Vega E Estudio del síndrome de desgaste profesional entre los médicos de un hospital general. [Tesis doctoral dirigida por los Dres. Pérez Urdániz y Fernández Cantí]. Salamanca: Universidad de Salamanca, 1.995

80. Brill PL. The need for an operational definition of burnout. Family and Community Health 1.984. 6: 12–24.

81. Mingote, J. C. Medicina y seguridad del trabajo. *Síndrome de desgaste profesional ("BURNOUT")*. 1.997 – Monográfico – N° 174, pag. 63–71.

82. Gil–Monte, P. R., Peiró, J. M. *Desgaste psíquico en el trabajo: el síndrome de quemarse*. Madrid: Síntesis psicología, 1.997. Pag. 18, 29–44, 48–62.

83. Goldberg DP, Huxley P. Mental illness in the community: the pathway to psychiatric care. Londres: Tavistock Press, 1.980.

84. Lobo A, Montón C, Campos R, García–Campayo J, Pérez Echevarría MJ y GZEMPP. Detección de morbilidad psíquica en la práctica médica. El nuevo instrumento EADG. Zaragoza: Editorial Luzán, 1.993.

85. Goldberg D. Epidemiology of mental disorders in primary care settings. Epidemiol Rev 1.995; 17: 182–190.

86. Lobo A, Campos R. Cribaje práctico de trastornos psíquicos en atención primaria. En: Córdoba R, Lou S, editores. Monografías clínicas en atención primaria. Métodos diagnósticos en la consulta en atención primaria. Barcelona: Mosby–Doyma, 1.995; 237–256.

87. Freeling P., Tylee A. Depresión no diagnosticada o mal tratada en atención primaria. En: Montgomery SA, Rouillon F., editores. Tratamiento a largo plazo de la depresión. West Sussex: John Wiley and Sons Ltd., 1.992; 25–95.

88. Karl von Clausewitz. De la guerra. Capítulo 7. La Habana: Ciencias Sociales, 1.969.

89. Alan Fontana, Robert Rosenheck. A model of War Zone Stressors and Posttraumatic Stress Disorder. Journal of Traumatic Stress, Vol. 12, Nº 1, 1.999: 111–126.

90. Keith Shurtleff D. Según la guerra se convierte en algo más seguro y fácil, existe un riesgo muy real de perder el agente disuasivo de los horrores que supone. MoveOn Peace, Formerly 9–11 Peace.org. 2.002. (http://peace.moveon.org/r2.php3?r=102)

91. Horowitz M, Wilner N, Álvarez W Impact of Event Scale: a measure of subjetive distress. Psychosom Med 1.979; 41: 209–218.

92. Foa E.B., Davidson J.R.T., Frances A. The Expert Consensus Guideline Series: Treatment of Posttraumatic Stress Disorder. J Clin Psychiatry 1.999;60 (Suppl 16). p 12–33, 71–76.

93. Alejandra Ruiz López. Estrés postraumático enmascarado. Revista de Neuropsiquiatría, 2.000; 63: 195–204.

94. Hernández Monsalve M. La entrevista en atención primaria de salud. En: Romero Idalgo AI, Fernández Liria A, editores. Formación continuada en atención primaria "salud mental". Madrid: Idepsa, 1.990; 1–20.

95. Grupo de trabajo para el DSM–IV–AP. DSM–IV: Atención Primaria. Barcelona: Ed. Masson, 1.997.

96. Jenkins SC. DSM–III–R. Breviario práctico psiquiatras. Barcelona: Ed. Masson, 1.993.

97. Vallejo J. Neurosis de angustia. En: Vallejo González A, Grau A, Poch J, Serrallonga Introducción a la psicopatología y la psiquiatría. Salvat, 1.987.

98. Sabanés Magriñà F. Trastornos de ansiedad. 1.983; 51: 3.322–3.330.

99. Bernardo M. Detección de trastornos psicopatológicos atención primaria. Barcelona: Sociedad Medicina Psicosomática, 1.989.

100. Katerndahl DA. Panic and prolapse. Metaanalysis. Ment Dis 1.993; 181: 529–544.

101. Chignon JM. Cardiovascular pathology Can J Psychiatry 1.993; 38: 127–133.

102. APA DSM–IV: manual diagnóstico y estadístico de los trastornos mentales. Barcelona: Ed. Masson, 1.995.

103. Borrell F. Detección de los trastornos de personalidad en el marco de la entrevista clínica. FMC 1.996; 3: 143–153.

104. Brody DS, Thompson TL II, Larson DB, Ford DE, Katon WJ, Agruder KM. Recognizing and managing depression in primary care. General Hospital Psyquiatry 1.995; 17: 93–107.

105. Revuelta Lucas I., Kassem Vargas S. Los trastornos depresivos en atención primaria (I): epidemiología, clasificación y diagnóstico. Medifam 1.996; 6: 150–157.

106. Vallejo J. Estados depresivos. En: Vallejo J, Nulbena A, González A, Grau A, Poch J, Serrallonga J, editores. Introducción a la psicopatología y la psiquiatría. Barcelona: Ed. Salvat, 1.987.

107. Serrano Ruiz A, Cabrera García L, aña Valderas M, Ruiz Antorán B, Avendaño Solá C. Riesgos de las plantas medicinales en uso concomitante con medicamentos. Inf Ter Sist Nac Salud 2.003; 27: 161–167.

108. Domingo D, López–Brea M. Plantas con acción antimicrobiana. Rev Esp Quimioterap, Diciembre 2.003; Vol. 16 (N°4): 385–393.

109. Fung–Bergman A. Herbal–drug interations. Lancet 2.000; 355: 134–138.

110. Peter AGM. Herbal Remedies. N Engl J Med 2.002; 347: 2.046–2056.

111. Font Quer P. Plantas Medicinales: el Dioscórides renovado. Editorial Labor S.A. 1.995. Pag. 125–126, 291–294, 685, 758,

112. Murria M, Pizzorno J. Encyclopedia of Natural Medicine. Ediciones Tutor S.A. 1.997.

113. Sanfélix et al. Consumo de hierbas medicinales y medicamentos. Atención Primaria. 2.001; 28: 311–314.

114. López García A, Cabrera García L, Saldaña Valderas M, Ruiz Antorán B, Avendaño Solá C. Consumo de medicamentos alternativos en los pacientes que ingresan en el Hospital Universitario Puerta de Hierro. XVIII Congreso de la Sociedad Española de Farmacología Clínica. Pamplona, Octubre 2.002.

115. Poch J, Talarn A. T. 39. El grupo de las Psicoterapias; Otras técnicas: métodos de relajación. Pag. 650. en: Vallejo Ruiloba J. Introducción a la psicopatología y la psiquiatría. 3ª ed. Masson–Salvat Medicina. 1.991.

116. Cautela JR, Groden J. Técnicas de relajación. Barcelona: Ed. Martínez Roca, 1.985.

117. Schultze IH, Luthe W. Autogenic theraphy. Nueva York: Grune and Shatton, 1.959.

118. Contreras Fernández F. ¿Cuál es el riesgo de la adicción a las benzodiazepinas? FMC 1.996; 3: 460–463.

119. The Medical Letter. Medicamentos para los trastornos psiquiátricos. The Medical Letter (ed. esp.) 1.997; 11: 45–51.

120. Guía de uso de los medicamentos en atención primaria. SEMFyC. Barcelona: EdiDe, 1.996.

121. Comissió d'informació fàrmaco–terapèutica de l'ICS. Tractament de l'ansietat i l'insomni. Butlletí d'informació terapèutica 1.988; 2: 25–32.

122. Gonzalves Estella F. Trastornos del humor: las depresiones. Aula Acreditada. Área de Salud Mental. El Médico, 21–VI–02, pág. 21–48.

123. Ficha de transparencia 15. Antidepresivos tricíclicos. CINIME. Madrid: Ministerio de Sanidad y Consumo, 1.991.

124. Paykel ES, Priest RG. Recognition and management of depression in general practice. En: Casano GB, Savino M, Perugi G, editores. Consensus statement. Br Med J 1.992; 305: 1.198–1.202.

125. Akisdal HS. Estrategias psicofarmacológicas y psicoterapéuticas en condiciones afectivas intermitentes y crónicas. En: Tratamiento a largo plazo de la depresión. West Sussex: Ed. Wiley, 1.992.

126. The Medical Letter. Medicamentos para los trastornos psiquiátricos. The Medical Letter (ed. esp.) 1.997; 11: 45–51.

127. Realities of War Study. Ed. Army Staff College, Camberly, U.K. 1.990.

128. Levi, L. y Lunde–Jensen, P.: Socio–economic costs of work stress in two EU member states. A model for assessing the costs of stressors at national level. Dublín: Fundación Europea, 1.996.

129. Davies, N. y Teasdale, P.: The costs to the British economy of work accidents and workrelated ill health. Londres: HSE, 1.994.

130. Declaración de Tokio: Work–related stress and health in three post–industrial settings – the European Union, Japan and the United States of America. Tokio: Facultad de Medicina de Tokio, 1.998.

131. Conseil National du Travail: Convention collective de travail concernant la gestion de la prévention du stress occasionné par le travail. Bruselas: Conseil National du Travail, Convention Collective de Travail No. 72, 30 de marzo de 1.999.